结直肠癌防筛诊治护管
科普宝典

主 编　王锡山

副主编　丁克峰　张　卫　刘　正　朱叶青

人民卫生出版社
·北京·

审阅专家（以姓氏汉语拼音为序）

陈路川　　陈瑛罡　　崔书中　　戴　勇　　戴广海　　党诚学
邓艳红　　房学东　　傅传刚　　顾艳宏　　韩方海　　胡军红
胡孔旺　　贾宝庆　　江　波　　孔大陆　　兰　平　　李　海
李太原　　李耀平　　李云峰　　梁后杰　　刘　骞　　刘冰熔
刘忠臣　　马　丹　　彭　健　　单保安　　孙学军　　孙应实
孙跃明　　汤庆超　　唐卫中　　王　畅　　王　举　　王贵英
王贵玉　　王海江　　王振宁　　王志刚　　王自强　　闻　巍
谢　铭　　徐　烨　　徐忠法　　许剑民　　许庆文　　杨盈赤
易　波　　于　滨　　袁维堂　　张　宏　　张　凯　　张成武
赵　任

编者（以姓氏汉语拼音为序）

白峻阁　　陈海鹏　　陈田力　　丁克峰　　关　旭　　胡茜玥
胡文娟　　黄海洋　　回广玲　　姜　争　　李佳英　　李硕峰
刘　正　　刘恩瑞　　刘恒昌　　吕靖芳　　聂红霞　　权继传
王玲玲　　王锡山　　魏　然　　杨　明　　尹叶锋　　张　麟
张　卫　　张明光　　张筱倩　　赵志勋　　朱叶青　　庄　孟

插图作者

三　乖

主编简介

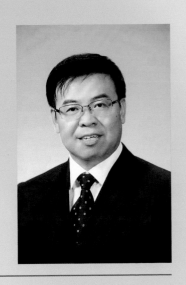

王锡山 教授

中国医学科学院肿瘤医院 结直肠外科 主任

中国医师协会结直肠肿瘤专业委员会 主任委员

中国抗癌协会大肠癌专业委员会 主任委员

中国抗癌协会大肠癌专业委员会青年委员会 主任委员

《中华结直肠疾病电子杂志》主编

国际 NOSES 联盟 主席

中国 NOSES 联盟 主席

中国医师协会第四届理事会 常务理事

中国医师协会结直肠肿瘤专业委员会 NOSES 专业委员会 主任委员

中国医师协会外科医师分会 MDT 专业委员会 副主任委员

中国抗癌协会整合肿瘤学分会 副主任委员

中国医师协会外科医师分会 常务委员

中华医学会肿瘤学分会结直肠肿瘤学组 副组长

序一

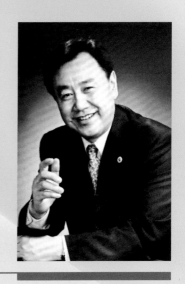

樊代明 中国工程院院士

肿瘤严重威胁人类健康，民众每每谈癌色变。但世界卫生组织（World Health Organization，WHO）早就指出：人类所面临的癌症，约1/3可以通过改善生活方式预防；约1/3可以通过早期诊疗痊愈；还有1/3已届晚期通过合理治疗，或可延长生命，或可提高生活质量。因此，无论是医生还是患者，不能只拘泥于手术切除或药物治疗。医学手段方方面面，林林总总，的确可帮助患者获益，但那只是其中的一小部分，而更多的或更有效的方法是预防，是提高自身的健康意识、身体状况，特别是防癌治癌的自然力。

中国抗癌协会一直致力于加大科普宣传范围，加强科普教育力度，加快促进肿瘤防治。我认为王锡山主任委员带领中国抗癌协会大肠癌专业委员会，联合中国医师协会结直肠肿瘤专业委员会编撰出版的这部《结直肠癌防筛诊治护管科普宝典》，对结直肠癌的防治具有重要价值。该书内容覆盖广泛，涉及结直肠癌患者几乎所有可能遇到的疑问，不仅能够加强大众对结直肠癌的认知，还能有助于人们用科学理性的态度对待结直肠癌。

编写这部书，他们还引进了最新的医学理念，即整合医学理念。现代医学固然取得了长足进步，但疾病谱的不断变化，使现代医学的继续发展也遇到自身难以克服的困难。只有把现有医学知识有机整合起来才能真正形成医学能力。不然，碎片化的知识可能阻碍或误导医学发展。整合医学是医学的一种创造性思维，其并非一个单一的医学专业，也非一个单独的医学学科，适用于所有医学专业和所有医学专科，因为它是一种认识论、一种方法学、一种全面动态的新思维模式，能够推动现代医学更加正确地发展。整合医学整合的对象不只局限在医学内部，它必须把医学相关的知识都尽力、尽量整合起来，才能解决当下医学所遇到的难题，比如抗击肿瘤不只靠医学手段，如手术刀、药片这些外在力量，更重要的是要靠患者本人内存的自然力，包括自主生成力、自相耦合力、自发修复力、自有代谢力、自控平衡力、自我保护力及精神统控力，充分调动存在于自体的这几种力量，相信会给抵抗、治疗包含癌症在内的不少病症带来不可低估的帮助。如何帮助那些存在肿瘤风险的健康人提升健康素养，如何帮助那些已经患癌的人充分理解疾病诊疗和护理常识……专业科普显得尤为重要。

我曾为好几本医学科普书籍作过序，包括与肿瘤相关的。过去有关肿瘤的科普书籍只讲如何吃，专讲吃什么，老讲怎么吃……我这次欣喜地看到锡山教授的《结直肠癌防筛诊治护管科普宝典》呈现了全链条的科普，因为肿瘤防治的不同个体、不同阶段、不同环节、不同方法均需科普，且雅俗共赏，雅要雅到正确，俗要俗到好懂，这样的科普读物才能增强每一个个体的防癌意识，才能提高每一个公民的健康素养。

作为医疗工作者，我们不仅有责任在诊疗领域不断探索，以整合医学理念给患者以最大帮助。更应该践行预防为主的方针，用整合医学的实践开展正确易懂的科普宣传，帮助民众提高对肿瘤"防筛诊治护管"全链条常识的认知，从而成为自身健康的第一责任人。

2021 年 12 月 1 日

序二

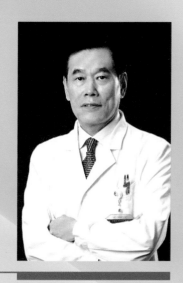

赫捷 中国科学院院士

对于癌症的预防，古今中外的医学先行者曾说过"Prevention is better than cure."（预防胜过治愈）以及"上医治未病"，这些都说明了医学科普教育的重要性，让千万民众认识到疾病的严重危害，树立健康观念，加强预防意识，主动筛查疾病，也是救治患者的一种方式。我经常强调"不愿意做科普的医生不是好医生，科普宣传是公立医院的责任之一"。广大的一线临床医生很辛苦，但是就算24小时连轴转，也只能提供最大限度临床治疗，并不能降低癌症的发病率。只有通过科普宣传，把防病知识传递给公众，改变大家的生活方式和健康意识，才能让更多人远离癌症。

但是我们不得不面对的事实是，我国癌症的发病率和死亡率仍居高不下，严重威胁人民群众的健康。面对如此严峻的癌症发病情况，一方面，亟待建立全国肿瘤防治网络，完善我国肿瘤登记报告系统，全方位了解各癌种的发病和死亡情况。另一方面，要加强健康教育与健康促进，控制癌症发病的主要危险因素，针对肠癌等高发癌种开展筛查和早期诊断。

健康科普是一项极其重要的事业，我很高兴看到王锡山教授牵头中国医师协会结直肠肿瘤专业委员会和中国抗癌协会大肠癌专业委员会主编的这部专业科普的问世，希望有更多权威专家可以拥抱科普，把科普延展到癌症防筛诊治护管的全周期。做科普光有医学知识还不够，该书让我耳目一新的是，全部问题采集自患者和家属的实际问题，不仅接地气而且具有实用性。这样的权威科普读物，可以去伪存真，粉碎网络上常见的"健康谣言"，纠正各类科普宣传平台存在的不规范现象。

　　衷心预祝《结直肠癌防筛诊治护管科普宝典》受到读者的欢迎，也盼望癌症早诊早治的好声音早日深入人心。

2021 年 11 月 22 日

作为从医近三十年的外科医生，每天的手术越来越多，在门诊面对无数的癌症晚期患者，我常常思考：除了手术刀，降低肠癌发病、改善肠癌患者生存，路在何方？近段时间以来，我的思路逐渐清晰，消除肠癌不是口号，肠癌作为一种常见的、高发的恶性肿瘤，但同时也是一种可以预防的恶性肿瘤，必须要政府、社会、个人三个层面共同努力，构建一个立体的癌症防筛诊治护管网络，只有这样才能够阻击肠癌。

我们欣喜地看到，在党和国家的高度重视下，《"健康中国 2030"规划纲要》将健康知识科普作为一项重要行动，提出，到 2022 年，癌症防治核心知识知晓率达到 70% 以上。在社会层面，包括医务工作者、协会、媒体、具有社会责任感的企业，正在不断推动科普工作的蓬勃开展。对于健康民众，了解肠癌、知晓肠癌的预防方法是降低肠癌发病率最行之有效的办法。提高肠癌筛查意识，及早发现肠息肉、癌前病变和早期癌，做到防癌关口前移，可以极大地提高肠癌患者总体生存率。如何正确地诊断、制订合适的治疗方案，最大限度地延长生存期，是每位肠癌患者迫切想了解的问题。在肠癌治疗过程中，家庭、社会如何对患者进行优质的护理、科学的管理，让患者尽快回归社会，也是需要关注的话题。通过权威科普，增加群众对肠癌的认识，消除百姓对肠癌的恐惧，提升全民防癌意识，只有这样才能有效地降低我国肠癌发病率、提高生存率。

伴随着新媒体的"爆炸式"发展，传播的内容良莠不齐，一些伪科普的癌症预防知识在朋友圈盛传，这就需要我们医务工作者普及权威、专业的科普知识，这是构建"防筛诊治护管"全链条防治体系的重要抓手之一。因此，本书从结直肠癌"防筛诊治护管"六个方面列举了患者最关心、家属最常问、高风险人群最需要了解的大量问题，邀请中国抗癌协会大肠癌专业委员会、中国医师协会结直肠肿瘤专业委员会的权威专家共同作答，借助通俗易懂的语言及形象生动的漫画，将复杂专业的知识转化为易于传播的科普内容。

对于个人来讲，任何与癌症的偶遇都是对个人身心健康、家庭生活，甚至社会关系的多重挑战。只有积极掌握科学常识，主动做好预防和筛查，管理好自己的健康，才能做好自己健康的第一责任人。

我衷心地希望，这样一本科普书籍和其中的知识，能够成为读者守护自己健康的"防弹衣"，帮助大家在预防和治愈疾病的路上"马"到成功。

本书的出版，是多方力量共同努力的结果，在此特别感谢两个协会专家组的共同努力。

医学探索永无止境，我们对疾病的知识和认知也将不断迭代更新。希望读者和各界专家向我们提出宝贵的意见，以便我们再版时将此书完善。

最后以一首小诗祝愿各位读者和朋友健康：

阳光心态常微笑，海洋胸怀纳百川，健康体魄常相伴，事业辉煌再攀高！

愿天下无癌！

2021 年 11 月 22 日

目录

第一章　认识癌症 ⋯⋯⋯⋯⋯⋯⋯⋯⋯⋯⋯ 001

第二章　结直肠癌是什么

第一节　认识结直肠

第二节　结直肠癌癌前病变

第五章　结直肠癌的诊断

第一节　诊断方法和意义

第六章　结直肠癌的治疗·················139

第一节　结直肠癌的治疗方法·················140

第七章　结直肠癌的护理 ⋯⋯⋯⋯⋯⋯ 199

第一节　结直肠癌患者排便护理 ⋯⋯⋯⋯ 200

第一章 认识癌症

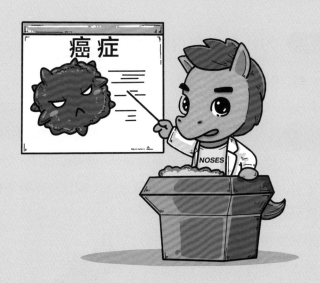

1 什么是癌症？

答： 医学上的癌症是指上皮组织起源的恶性肿瘤，是恶性肿瘤中最常见的一类，起源于间叶组织的恶性肿瘤称为肉瘤。也有少数恶性肿瘤不按上述原则命名，如肾母细胞瘤、恶性畸胎瘤等。百姓所说的"癌"一般泛指所有恶性肿瘤。随着癌症发病率的逐步攀高，恶性肿瘤不但严重危害人民群众的健康，而且给家庭和社会造成很大的经济负担，是一类需要积极预防和控制的疾病。

2 为什么人会得癌症？

答： 组成人体的绝大部分细胞时刻都在经历着更新，在这个过程中，遗传物质——脱氧核糖核酸（deoxyribonucleic acid，DNA）可能会发生错误。大部分错误会被细胞自身修复，小部分不会对细胞更新过程产生影响，还有一小部分错误，不仅会影响细胞的更新过程，而且会逐渐累积，当累积到一定程度时，细胞就会失去对自己增殖的控制，变为肿瘤细胞。人体每天都会产生这种细胞，但这些细胞会被身体内的免疫细胞消灭，一旦极小一部分细胞逃过免疫细胞的清除，就会无限制增殖并发展成为恶性肿瘤。

3 癌症算是一种慢性病吗？

答：从病程上看，癌症可以算是一种慢性病，因为癌症的发生发展是一个漫长的过程；另外，随着治疗技术和药物的不断发展、进步，很多癌症经过治疗后，可以实现良好的控制或带瘤生存，即进入到一种慢性病的状态。

4 癌症是不是"老年病"？

答：随着年龄增加，大部分癌症的发病率也在增加，这和癌症的发病机制有关。随着机体功能特别是免疫功能的下降，加上环境因素、遗传因素等多因素的累积，癌症在老年人中高发。但是近年来，年轻人中癌症的发病率呈现上升趋势，值得警惕。当然也有一小部分癌症好发于青少年，甚至是婴儿，比如骨肉瘤、白血病、恶性淋巴瘤、纤维肉瘤等。

5 儿童甚至婴儿也会得癌症吗？

答：是的。虽然大部分癌症是一种长期演变而成的疾病，但也有小部分癌症发生在婴幼儿，例如白血病、淋巴瘤、肝癌等，其原因可能是婴幼儿遗传了父母的一些致癌基因，或者在胎儿或婴儿时接触到了一些致癌因素，但是大多数原因不明。

6 人体什么部位更容易患癌？

答： 不同国家、不同地区、不同性别的人，容易患癌的部位也有差别。就我国而言，在男性中，肺、胃、肝、结直肠和食管的恶性肿瘤发病率位于前五位，而在女性中，乳腺、肺、结直肠、甲状腺和胃是最容易患癌的部位，这个癌症谱是随着时间不断变化的，和地区的经济发展水平呈现明显的相关性。

7 肿瘤和癌症有什么区别？

答： 肿瘤的概念比较宽泛，是指正常细胞发生失去了控制的持续增殖，但不是所有的肿瘤都是恶性的，也有良性或者交界性的肿瘤，比如脂肪瘤或者神经内分泌肿瘤；癌症是指上皮来源的恶性肿瘤，具有侵袭、复发、转移等恶性肿瘤的特征，比如肺癌、胃癌、肝癌、肠癌等。

8 为什么癌细胞会"疯长"？

答： 正常细胞的分裂、增殖、衰老、死亡受到遗传物质 DNA 的控制，当 DNA 发生改变时，细胞失去正常的生理特性，不会衰老，并具备了侵袭和转移的性质，无限地增殖（"疯长"），最终形成癌症。

9　癌细胞会死吗？

答：在实验室的条件下，给予癌细胞足够的营养、合适的温度等，癌细胞会一直分裂生长下去，最经典的子宫颈癌细胞——Hela 细胞系，是 1951 年从人体内分离出来的，至今仍在世界各地的科研项目中被使用。但在人体内的癌细胞是会死的，当肿瘤增长过快时，位于中心区域的肿瘤细胞由于缺少供血，可能会发生坏死；在治疗过程中，放射治疗（放疗）、化学药物治疗（化疗）都会杀死癌细胞。

10　癌症都是致死的吗？

答：不是。癌症如果早期发现、早期治疗，是可以"治愈"的，患者往往会生存很长时间，但晚期肿瘤往往发展较快、致死率较高。因此，恶性肿瘤的早期发现、早期治疗是防治癌症的重中之重。另外，还有一部分癌症呈现"惰性"，生长缓慢，侵袭性弱，对人体危害较小。

11　人类能否和癌症共存？

答：可以。在癌症尤其是中晚期癌症的治疗中，当患者出现一些目前医学手段较难处理，或无法处理的转移灶或复发灶时，往往要通过化疗、放疗等手段对肿瘤的生长进行控制，这个过程就是患者和癌症共存的一个状态，即"带瘤生存"。带瘤生存并不是放弃治疗，而是通过治疗来控制肿瘤生长，尽量减小癌症对身体的影响。

12 为什么癌症患者在晚期一般都很痛？

答：恶性肿瘤体积较大，占据了正常组织和器官的空间，导致患者感觉胀痛；部分恶性肿瘤侵犯神经，导致疼痛；还有的恶性肿瘤会在其周围产生炎症，导致刺激性疼痛；当肿瘤发生转移之后，会在转移的部位引起疼痛，比如骨转移。

13 什么是肿瘤标志物？

答：肿瘤标志物是指恶性肿瘤细胞产生的特异性物质，这些物质在正常人群体中的表达量较少，但是目前绝大多数肿瘤标志物的敏感性和特异性较差，尚不能精准地指导临床诊治，尤其是对早期诊断的价值有限。

14 肿瘤标志物的作用是什么？

答：肿瘤标志物通常作为疗效监测的指标，不能作为早期诊断肿瘤的指标。肿瘤标志物可以用于辅助恶性肿瘤的诊断、鉴别诊断、判断病情严重程度、判断患者的预后、观察治疗效果、监测肿瘤复发和转移等。在上述情况下，肿瘤标志物主要起到辅助的作用，并不是唯一的判断指标。此外，很多正常人也会出现肿瘤标志物的升高。

15　肿瘤标志物是多癌种共通的吗？

答： 大部分肿瘤标志物只能代表一类或某一系统的癌症，比如癌抗原 12-5（cancer antigen 12-5，CA12-5）升高，可见于卵巢上皮癌、宫颈癌、子宫内膜癌等，癌胚抗原（carcinoembryonic antigen，CEA）升高可见于胃肠道恶性肿瘤、乳腺癌、肝癌等。也有部分肿瘤标志物的特异性比较好，比如前列腺特异性抗原（prostate-specific antigen，PSA）升高，提示可能为前列腺癌；甲胎蛋白（alpha fetoprotein，AFP）升高，提示可能为原发性肝癌。总体来说，肿瘤标志物的特异性不高。

16　为什么癌症会有"潜伏期"？

答： 癌症的形成是长期、多因素累积的结果，往往从一个或几个细胞癌变开始，肿瘤细胞能够躲避人体内免疫系统的杀伤，逐渐增殖、分裂。此后，经过相当长的一段时间，伴随着多基因的变异，形成具有一定体积、可以被目前医疗手段检测到的肿物，我们可以把这个过程称为肿瘤的"潜伏期"，实际上是正常细胞向肿瘤的演变过程。

17 一般癌症的"潜伏期"有多长？

答：不同的癌症，"潜伏期"的时长也不同，少则几年，长则十几年，没有固定的时间。

18 癌症都会转移吗？

答：转移是恶性肿瘤（癌症）的特征之一，可以说几乎所有的癌症都可能发生转移，尤其是晚期癌症，发生转移的概率更高。常见的转移途径包括血行转移、淋巴转移和种植转移。当癌症发生转移时，治疗就会变得更加棘手，所以，早期发现、早期治疗是改善癌症患者预后的最重要手段。

19 癌症的转移有规律吗？

答：有。不同的癌症，根据其原发器官的供血系统、淋巴系统等解剖特点，转移大多是有一定规律的。以结直肠癌为例，肝脏是最常见的转移部位，其次是肺和腹膜。但是癌症的转移也存在很大的个体差异和异质性，需要根据具体情况分析和判定。

20 **癌症转移后，是不是就没救了？**

答：不是。虽然发生转移往往标志着癌症已经进展到了晚期，但也并不是没有任何治疗办法。随着医疗手段的不断进步，手术、化疗、放疗、免疫治疗、靶向治疗等综合治疗方式都有着日新月异的变化，部分晚期患者经过系统性治疗后，也可以获得较长时间的生存。比如，对于肠癌肝转移，可以先通过化疗及靶向治疗进行肿瘤降期和缩小肿瘤，再进行手术切除原发灶和转移灶，从而使患者获得治愈的机会。

21 **癌症可以预防吗？**

答：可以。目前 WHO 强调癌症要做到"三级预防"。一级预防即病因学预防，针对恶性肿瘤的病因、致病因素、发病危险因素等采取相应措施，主要目的在于让群众了解癌症、提高防癌意识、知道防癌措施、改善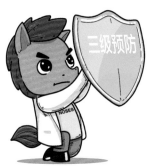生活习惯；二级预防即早筛查、早诊断、早治疗，主要方法是筛查，通过对高危人群的筛查，可以及早发现早期的恶性肿瘤甚至癌前病变，及时进行治疗，预后较好；三级预防是指提高癌症的治愈率、生存率和生活质量，除了治疗之外，还要注重癌症患者的术后康复、姑息治疗和止痛治疗。

22 为什么说癌症可以预防？

答：因为癌症的发生是一个多因素参与、多基因改变、多阶段、多过程的疾病。改变不良的生活、饮食习惯，定期进行防癌体检，都是癌症预防的重要措施。《国务院关于实施健康中国行动的意见》指出，倡导积极预防癌症，推进早筛查、早诊断、早治疗，从注重"治已病"向注重"治未病"的转变，预防癌症已经成为肿瘤防治的重点。例如结直肠癌可以通过早期筛查，发现肠息肉、腺瘤等癌前病变及早期癌，进行早期处理，从而改善治疗效果并提高生存率。

23 癌症可逆吗？

答：癌症是不可逆的，一旦诊断为癌症，必须尽快治疗，不能迷信某种偏方或"疗法"，以免错失最佳治疗时机。但一些癌前病变是可逆的，比如肠息肉，及时进行肠镜检查，给予正确地处理，肠黏膜可以恢复至正常，从而避免癌前病变发展成癌。

24 有没有癌症会"自己好起来"？

答：没有。恶性肿瘤细胞的特点是不受限制地增殖，细胞一旦发生恶变，就会不停地增殖下去，并不会"自己好起来"，任何药物都不会使癌症"自己好起来"，如果罹患癌症，一定要及时到正规医院就诊。

25 癌症"5 年生存率"是什么？

答：5 年生存率是指同一分期或同一病理类型的患者，在接受治疗 5 年后，仍存活的百分比。这是一个针对人群的概念，对于患者个体而言，5 年生存率只能起到参考作用，是一个概率，并不能真正预测患者 5 年之后的生存状态。

26 家族里有人患癌，我该怎么办？

答：在家族中，若直系亲属（父母、子女、亲兄弟姐妹）患癌，需要引起其他人的重视，应及时接受遗传咨询和癌症筛查，很多疾病具有癌变风险和家族遗传倾向，如家族性腺瘤性息肉病、林奇综合征等。有肠癌家族史的人群也不必过度担心，积极接受肠癌的筛查可有效发现癌前病变和早期癌。

27 心理状态对癌症有什么影响?

答: 良好的心理状态可以在一定程度上降低患癌风险,但并不意味着具有良好的心态就一定不会罹患癌症。在癌症治疗过程中,良好的心理状态往往有助于患者更好地与医生配合,并对患者的预后起到积极的作用。

第二章　结直肠癌是什么

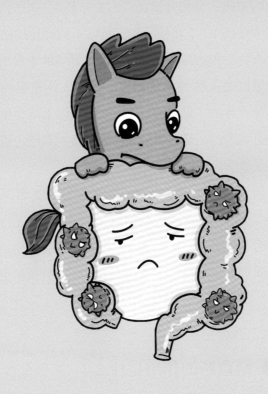

第一节　认识结直肠

28　什么是结直肠？

答： 结直肠俗称为"大肠"，是人体下消化道重要的组成部分，是消化后的食物排出体外的最后一段肠道。结直肠的主要作用是吸收食糜中的水分、盐分和微量元素，最后形成粪便并将其排出体外。根据大肠在体内的位置和肠蠕动的方向，分为升结肠（右半结肠）、横结肠、降结肠（左半结肠）、乙状结肠和直肠。不同部位的结直肠具有不同的特征和功能，共同保障消化系统的正常功能。

肠道既是人体的消化器官，也是人体重要的免疫器官，堪称人体的"母亲河"。人体 70% 以上的免疫细胞生长在肠道黏膜内，是机体最大的黏膜保护系统，可有效的抵御大量致病菌的侵袭。

有研究表明，肠道菌群、肠道和脑这 3 者间进行着密切的信息交流，肠道菌群可参与调控脑发育、应激反应、焦虑、抑郁、认知功能等中枢神经系统活动，这些研究使得我们对行为和情绪的调控方式有了全新和更全面的认识。

29　结直肠的作用是什么？

答： 食物经过胃，形成液态的食糜。食糜随着肠蠕动进入小肠，其中的营养成分被小肠吸收。进入结直肠后，食糜中的水分、盐分和微量元素将被吸收，并形成粪便。粪便在直肠和乙状结肠中进行暂时储存，并适时地排出体外。结直肠对水分、盐分、微量元素的吸收、粪便的形成和排出具有重要的作用。

30 什么是肠道微生态？

答： 结直肠中存在大量的、多种多样的细菌，这些细菌与人体呈共生状态，主要作用是分解食物残渣，产生维生素、蛋白质等营养物质供人体使用。肠道中不同细菌的数量、聚集位置等都是不同的，这些细菌和它们的生活环境共同组成了肠道微生态，对肠道功能的维持具有重要作用。

31 肠道菌群有哪些？

答： 肠道菌群种类繁多，在食物的消化和肠道功能的维持方面发挥着关键作用。肠道中菌群，数量多的叫主要菌群（也叫优势菌群），数量少的叫次要菌群。目前主要菌群有类杆菌属、优杆菌属、双歧杆菌属、瘤胃球菌属和梭菌属等专性厌氧菌等。

32 **肠道微生态与结直肠癌的关系？**

答：近年研究发现，多种肠道菌群失调在结直肠癌的发生、发展中起着重要作用，但两者之间的关系极其复杂，并且影响因素众多，肠道微生态究竟如何影响结直肠癌的发生发展，如何通过改善肠道微生态来治疗结直肠癌，尚需要深入研究。

第二节　结直肠癌癌前病变

33 **癌前疾病和癌前病变是什么？**

答：癌前疾病是指如果不加治疗，最终可能发展为恶性肿瘤的一种独立疾病，例如慢性溃疡等。癌前病变是病理学术语，是指在显微镜下，一些细胞已经失去原来固有的形态，开始向癌的方向发展，比如高级别上皮内瘤变、重度异形增生等。

34 **哪些疾病和结直肠癌相关？**

答：和结直肠癌相关的疾病有腺瘤、溃疡性结肠炎、林奇综合征、家族性腺瘤性息肉病等。

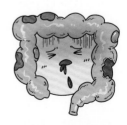

35 什么是炎性肠病?

答: 炎性肠病又称炎症性肠病,是累及回肠(小肠的一部分)、直肠、结肠的一种特发性肠道炎症性疾病。临床表现为腹泻、腹痛,甚至可有血便。本病包括溃疡性结肠炎(ulcerative colitis,UC)和克罗恩病(Crohn's disease,CD)。溃疡性结肠炎是结肠黏膜层和黏膜下层的连续性炎症,通常先累及直肠,逐渐向全结肠蔓延;克罗恩病可累及全消化道,为非连续性全层炎症,最常累及部位为末端回肠、结肠和肛周。

36 什么是结直肠息肉?

答: 结直肠息肉一般是指生长在结直肠黏膜表面的肿物,可以是腺瘤,也可以是结直肠黏膜的增生性肥厚,只有经过病理诊断,才能确定息肉的性质。息肉可以单发,也可以多发,一般是非遗传性的,但也有遗传性的,称为家族性腺瘤性息肉病(familial adenomatous polyposis,FAP)。结直肠息肉和肠癌的发生具有极其密切的关联,90%的肠癌都是由腺瘤(肠息肉)发展而来。如果能够通过早期筛查,发现并处理结直肠息肉,则可以阻断肠癌的发生,大大降低肠癌发病率和死亡率。

37 结直肠息肉的症状和危害是什么？

答： 结直肠息肉患者一般没有明显的症状，息肉长大之后，患者可能会有腹部不适、排便习惯改变、出血等症状，甚至可能出现肠梗阻。位于直肠的长蒂息肉可能会脱出肛门外，而被误认为是痔疮。结直肠息肉的危害主要体现在具有癌变的风险，需要及时行内镜下切除。

38 什么是炎性息肉？

答： 炎性息肉一般是指在长期、慢性炎症的刺激下，肠黏膜发生的异常隆起。部分炎性息肉与不良的生活习惯、饮食习惯有关，还有一部分与炎症性肠病有关。

39 什么是增生性息肉？

答： 增生性息肉，又称化生性息肉，多发生在直肠，无明显的症状，息肉体积小、表面光滑、蒂短。

40 腺瘤性肠息肉是癌症吗？

答： 不是。腺瘤性肠息肉是良性疾病，不是癌症，但是腺瘤性息肉可能向结直肠癌转变，属于结直肠癌的癌前病变。

41 **结直肠息肉会变成癌吗？**

答：如果是散发的、数量较少的结直肠息肉，需要对肠息肉进行病理检查。一般来说，炎性息肉转变为肠癌的概率较低，绒毛状腺瘤转变为癌的概率较高。对于多发的、数量极多的结直肠息肉，甚至可能为家族性腺瘤性息肉病，则转变为癌的概率较高，需要及时到正规医院治疗。

42 **息肉一定要切除吗？**

答：对于直径在 0.5cm 以下的息肉，可以内镜处理或者定期观察；对于直径在 0.5cm 以上的息肉，特别是 1cm 以上者，建议内镜下切除并进行病理检查，从而避免其发生癌变。因此，如果发现肠息肉，一定要在医生的指导下进行治疗和随诊。

43 **结直肠腺瘤的发生与哪些因素有关？**

答：目前，结直肠腺瘤的发病原因尚不明确，可能与遗传因素、不良的生活习惯、饮食习惯有关，也可能与肠道菌群紊乱或肠道慢性炎症有关。

44 什么是家族性腺瘤性息肉病？

答： 家族性腺瘤性息肉病（FAP）是一种常染色体显性遗传病，主要表现为结直肠内遍布大小不一的息肉，数量可达上千个。结直肠息肉多在患者 15 岁左右时开始出现，随着患者年龄的增长，息肉数量逐渐增多。疾病初期阶段，患者症状可能不明显，后期可能出现腹部不适、腹泻、便血、黏液便等症状，一旦发现，需要及时到正规医院就诊。FAP 具有遗传性，患者的直系亲属也是该病的高危人群，家族中发现 1 例 FAP 后，建议患者直系亲属也进行肠镜检查。

45 什么是遗传性非息肉病性结直肠癌？

答： 遗传性非息肉病性结直肠癌也称为林奇综合征（Lynch syndrome，LS），同 FAP 一样，也是一种常染色体显性遗传病，LS 患者的结直肠腺瘤会很快转变为癌，目前认为仅需要 2～3 年，而正常人则需要 5～10 年的时间。LS 的诊断需要依靠病理学。除此之外，LS 患者的子宫内膜和卵巢（女性）、胃、肝胆、小肠等器官患癌的风险也高于正常人。

46　息肉是怎么演变成结直肠癌的?

答: 这是一个极其漫长并且复杂的过程,简单来说,是正常黏膜上皮增生性息肉—腺瘤—早期癌—进展癌—广泛转移的过

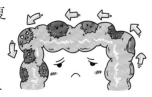

程。在这个过程中,可以通过筛查来发现腺瘤以及早期癌,从而避免肠癌的发生和进展,提高治疗效果。

47　结直肠癌癌前病变一定会变成结直肠癌吗?

答: 不一定。不是所有的癌前病变都会转变为癌症。但也不能轻视癌前病变,及时筛查、及早发现、及时治疗,做到防癌关口前移,是癌症防治的重点。

48　结直肠癌癌前病变多久会变成癌?

答: 不同的癌前病变转变为癌的时间跨度不一样,肠腺瘤转变为癌,一般需要 5~10 年。

第三节 认识结直肠癌

49 什么是结直肠癌？

答：结直肠癌也叫大肠癌，是指起源于结直肠上皮细胞的恶性肿瘤，包括结肠癌和直肠癌两种类型。在我国，结直肠癌的发病率呈现逐年升高的趋势，早期患者的诊断比例较低，是一类严重威胁人民群众健康的疾病。

50 结直肠癌属于肿瘤吗？

答：结直肠癌属于肿瘤，而且是恶性肿瘤，具有转移和侵犯的特征，一旦确诊为结直肠癌，应当立即到正规医院接受治疗，经过全面、系统的综合治疗，有望获得治愈。

51 结直肠腺瘤和结直肠癌有什么区别？

答：结直肠腺瘤（也叫"肠息肉"）是一种良性疾病，但被认为是结肠癌的癌前病变，即肠息肉经过长时间的发展，可能会发展为结直肠癌。90%的肠癌都是由腺瘤（肠息肉）发展而来，所以对于肠息肉，建议内镜下切除，切除后定期复查。对于家族性腺瘤性息肉病（FAP），常表现为肠道内的成百上千个息肉，这种疾病转变为结直肠癌的概率更高，往往需要将全部结肠切除。

52 结直肠癌有哪些分类？分类依据是什么？

答：按肿瘤形状分类，分为溃疡型（肿瘤形状是一个在肠壁内的巨大溃疡，中间低，四周高）、隆起型（肿瘤形状是一个不规则肿块，向肠腔内突出）、浸润型（肿瘤细胞沿着肠壁生长，使肠壁整体增厚，肠腔变窄）。按组织学分型，即根据显微镜下肿瘤细胞的特征分类，分为腺癌、腺鳞癌和未分化癌。按照解剖部位分型，即根据肿瘤所在的位置分类，分为升结肠癌、横结肠癌、降结肠癌、乙状结肠癌和直肠癌。

53 什么是溃疡型结直肠癌？

答：溃疡型结直肠癌是根据肿瘤形态分类的一种结直肠癌类型，这种类型肿瘤的形状是一个肠壁内巨大的溃疡，中间低，四周高，溃疡可深达肠壁肌层，甚至贯穿肠壁，形成穿孔。

54 什么是隆起型结直肠癌？

答：隆起型结直肠癌是根据肿瘤形态分类的一种结直肠癌类型，这种类型肿瘤的形状是一个不规则肿块，向肠腔内突出，肿瘤表面也可以形成微小的溃疡，随着肿瘤的生长会阻塞肠腔，形成肠梗阻。

55 什么是浸润型结直肠癌？

答：浸润型结直肠癌是根据肿瘤形态分类的一种结直肠癌类型，这种类型肿瘤的癌细胞沿着肠壁内生长，导致肠壁整体增厚、水肿，肠腔变窄。

56 什么是结直肠癌腺癌？

答：腺癌是一种病理分类，是根据显微镜下肿瘤细胞的特征进行的分类，也是结直肠癌中最常见的病理类型，又可以分为管状腺癌、乳头状腺癌、黏液腺癌和印戒细胞癌。

57 什么是结直肠癌腺鳞癌？

答：腺鳞癌是一种病理分类，是根据显微镜下肿瘤细胞的特征进行的分类，在结直肠癌中较为少见，主要见于直肠下段癌和肛管癌。

58 什么是结直肠癌未分化癌?

答： 未分化癌是一种病理分类，是根据显微镜下肿瘤细胞的特征进行的分类。显微镜下，癌细胞呈片状或团状，细胞无规则排列。这种结直肠癌预后差，对化疗、放疗等治疗的敏感性也较差。

59 结肠癌和直肠癌的发病率哪个更高?

答： 结肠癌和直肠癌在世界各国、各地区的发病率均不一致，在欧美等发达国家，结肠癌发病率高于直肠癌，在我国，结肠癌和直肠癌的发病率几乎相等，近年来，结肠癌的发病率有上升的趋势。

60 哪些结直肠癌有遗传性?

答： 包括林奇综合征和家族性腺瘤性息肉病，其中家族性腺瘤性息肉病是一种常染色体显性遗传病，患者15岁左右时开始出现肠息肉，息肉数量逐渐增多，增至成百上千个，如果不及时治疗，终会发展为结直肠癌。但遗传病不是传染病，在一起生活的夫妻、无血缘关系的人，不会得该病。

61　林奇综合征是什么病？

答： 也称为遗传性非息肉病性结直肠癌，是一种常染色体显性遗传病，主要由错配修复基因的突变引起，林奇综合征患者患胃癌、子宫内膜癌等多种恶性肿瘤的风险明显增高。

62　林奇综合征的特征是什么？

答： 林奇综合征患者有如下特征，一是平均发病年龄较年轻，在 40~50 岁；二是双原发肿瘤较为常见；三是常伴发结直肠癌以外的恶性肿瘤，如胃癌、子宫内膜癌、卵巢癌等。

63　什么是低位直肠癌？

答： 这是根据直肠癌所在的位置确定的，如果肿瘤下缘距离肛门缘 5cm 以内，就是低位直肠癌，低位直肠癌治疗的难点在于是否可以保留肛门。

64　什么是肛门鳞癌？

答： 肛门鳞癌全称是肛门鳞状细胞癌，对放疗敏感。

65　低位直肠癌具有什么特点？

答：低位直肠癌的患者往往会有大便习惯的改变，比如大便变得不规律，时常有便意，上厕所时却无便，大便表面有黏液、血、脓等，肛门有下坠感。在治疗方面，低位直肠癌的治疗难点在于是否可以保留肛门。

66　结直肠癌的分期有哪些？

答：我们常说的"早期""晚期"等，实际上是一种俗称，医学上的分期是国际 TNM 分期，以及综合 TNM 分期的结果得到的Ⅰ期、Ⅱ期、Ⅲ期和Ⅳ期，随着数字的增加，分期逐渐变晚。TNM 分期是由 T 分期、N 分期和 M 分期构成，T 分期是指肿瘤浸润肠壁的深度，就是肿瘤的"根"扎得多深；N 分期是指淋巴结转移的情况，根据淋巴结转移了多少来区分；M 分期是指是否存在远处转移。根据 T 分期、N 分期和 M 分期综合来判断患者属于Ⅰ期、Ⅱ期、Ⅲ期和Ⅳ期的哪一期。

67　不同分期的结直肠癌患者的 5 年生存率有何不同？

答：对于Ⅰ期结直肠癌，5 年生存率在 90% 以上；Ⅱ期结直肠癌的 5 年生存率为 50% ~ 70%；Ⅲ期结直肠癌的 5 年生存率不足 50%；Ⅳ期结直肠癌，也就是所说的"晚期"大肠癌，其 5 年生存率不到 20%。当然"5 年生存率"这一概念，是针对人群来说的，对于患者个体而言，每个人的预后千差万别，5 年生存率只能作为参考。

68 结直肠癌可以治愈吗？治愈率如何？

答：总体来说，结直肠癌是一种疗效较好的消化道恶性肿瘤。在临床上，术后 5 年，若肿瘤没有复发或转移，就认为达到了治愈。结直肠癌的治愈率与病理分期密切相关，早期结直肠癌的治愈率比较高，Ⅰ期结直肠癌的治愈率可以达到 90% 以上，而晚期结直肠癌治愈率不足 20%。

69 结直肠癌的发病机制是什么？

答：结直肠癌的发病机制较为复杂，目前还在不断研究探索中。绝大多数结直肠癌都是肠黏膜腺体细胞发生了恶性改变，不断增殖而形成的。结直肠腺瘤作为结直肠癌的癌前病变，其内部的细胞也发生了变化，这种变化如果经过多年累积，也会有发展为结直肠癌的风险。

70　什么是微卫星稳定（MSS）？结直肠癌和 MSS 有什么关系吗？

答：微卫星稳定（microsatellite stability，MSS），是一种 DNA 层面的状态，约有 80% 的结直肠癌均为 MSS，这种状态的结直肠癌对免疫治疗不敏感，但预后较好。

71　什么是微卫星不稳定（MSI）？MSI 对结直肠癌有什么意义？

答：微卫星不稳定（microsatellite instable，MSI），是一种与 MSS 相对的 DNA 层面的状态，分为微卫星高度不稳定（microsatellite instable-high，MSI-H）和微卫星低度不稳定（microsatellite instable-low，MSI-L），有 15%~20% 的结直肠癌为 MSI。

72　结直肠癌的微卫星高度不稳定（MSI-H）是什么？

答：微卫星高度不稳定，是表示 MSI 不稳定程度的一种 DNA 层面的状态，这种状态的结直肠癌对免疫治疗敏感。

73 有多少结直肠癌患者有 DNA 的错配修复缺陷？

答：DNA 的错配修复（mismatch repair，MMR）是纠正 DNA 复制错误的一种保护机制，大部分结直肠癌患者的肿瘤细胞中，这种系统都是完整的，只有 15% 左右的患者错配修复系统是存在缺陷的，即错配修复缺陷（deficient mismatch repair，dMMR）。

第四节　结直肠癌的发病因素

74 什么人容易得结直肠癌？

答：结直肠癌是一种与生活方式、遗传等因素密切相关的癌症，当然不止是结直肠癌，所有恶性肿瘤的发生，都是多因素参与、多基因改变、多步骤、多阶段的过程。结直肠癌的高危因素，包括家族遗传因素、西式饮食习惯等，可能会导致患结直肠癌的风险增加。

75　结直肠癌发病率与年龄有什么关联？

答：根据《2019 中国肿瘤登记年报》，我国居民从 40 岁开始，结直肠癌的发病率开始上升，80 ~ 84 岁达到高峰，之后略有下降。因此建议 40 岁以上的人要主动接受结直肠癌的筛查。

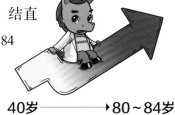

40岁 ➡ 80~84岁

76　结直肠癌的高发年龄段是在哪个区间？

答：在 25 岁以下时，结直肠癌的发病率极低，低于 1/10 万；在 50 ~ 54 岁时，男性和女性的发病率均接近 50/10 万；在 80 ~ 84 岁时，男性结直肠癌发病率为 212.69/10 万，女性低于男性，为 153.83/10 万。

77　哪些职业与结直肠癌密切相关？

答：目前尚没有研究表明有哪些确切的职业与结直肠癌的发生密切相关。

78　结直肠癌的发生与饮食习惯有关吗？

答：结直肠癌的发生和西式的饮食习惯具有密切相

关性。目前研究认为，红肉（如猪肉、牛肉、羊肉等）、腌制食品、酒精（乙醇）等食品可能会增加患结直肠癌的风险，而烧烤及油炸等烹饪方式也是不提倡的。

79 结直肠癌与气候有关吗？

答： 目前尚没有研究表明气候与结直肠癌的发病风险有关。

80 结直肠癌与病毒感染有关吗？

答： 目前还没有发现病毒感染与结直肠癌的发病相关。

81 结直肠癌与情绪有关吗？

答： 目前尚没有研究结果表明情绪与结直肠癌的发病确切相关，但不良情绪、过大压力、抑郁状态不利于机体保持正常的免疫功能。

82 结直肠癌是否与排便习惯有关？

答： 没有直接的关系，但是结直肠癌患者可能会伴有排便习惯的改变。排便习惯因人而异，每天排便 2 ~ 3 次，或者每 2 ~ 3 天排便 1 次，都是正常的，只要排便规律，保持大便通畅即可，不需要一味地追求每天大便 1 次。如果出现无法解释的大便习惯改变，则需要及时到正规医院就诊。

83 贫血跟结直肠癌有相关性吗？

答： 贫血和肠癌并无直接关系，但是结直肠癌有可能会导致贫血的发生。对于 50 岁以下患有缺铁性贫血的人，有必要进行肠镜检查。

84 结直肠癌男性、女性的发病情况如何？

答： 就我国居民而言，25 岁以前时，男性和女性的结直肠癌发病率均较低，此后，发病率均呈上升趋势，且 40 岁以后的上升速度较快。男性全年龄段的发病率均高于女性。

85 患结直肠癌会影响性生活吗？

答： 在直肠癌晚期，当肿瘤侵犯盆腔内神经或者手术时损伤盆腔内神经时，有可能会造成患者性功能下降甚至消失。

86 结直肠癌的发生与经济水平相关吗？

答：总体来说，经济水平较发达地区的结直肠癌发病率要高于经济欠发达地区。在我国，城市居民结直肠癌发病率是农村居民的 1.73 倍，东部地区居民结直肠癌的发病率高于中部地区，西部地区和中部地区居民的结直肠癌发病率相近。

87 为什么生活水平提高了，患结直肠癌的人却越来越多？

答：主要有三方面原因：①生活水平提高后，红肉摄入量，烟熏、烧烤、腌制食物摄入量，饮酒量均增加，增加了结直肠癌的发病风险；②工作压力较大、工作需要久坐，增加了结直肠癌的患病风险；③随着健康体检意识增强，以及医疗诊断水平提高，主动筛查的人群在不断增加。

88 吃辣的食物会导致患结直肠癌的概率增加吗？

答：尚没有证据表明吃辣和患结直肠癌有关系。

89　世界范围内，哪些国家结直肠癌发病率高？

答：世界范围内，经济发达国家和地区的结直肠癌发病率较高，比如加拿大、美国、新西兰等。但近年来，随着这些国家和地区居民接受肠癌筛查的人数越来越多，很多的肠息肉和早期肠癌获得及时处理，其结直肠癌发病率已经在逐年下降。

90　结直肠癌在城市和农村的发病率有什么不一样？

答：总体来说，我国城市地区结直肠癌的发病率要高于农村地区，2015 年，我国城市地区结直肠癌发病率是农村的 1.73 倍。

91　我国结直肠癌在不同地区分布如何？

答：总体而言，我国城市地区结直肠癌的发病率高于农村地区。从地域分布来看，华南地区结直肠癌发病率最高，其次依次为东北、华东、华北、西南、华中和西北地区。但发病率高低是针对人群而言，对于结直肠癌高危人群，仍建议定期接受肠癌筛查或防癌体检。

92 为什么东部地区的结直肠癌发病率最高？

答： 目前没有确切的解释，可能和地区经济发展水平以及居民的生活习惯等因素有关系。

93 为什么结直肠癌被称为"富贵病"？

答： 大量的红肉（猪肉、牛肉、羊肉等）、酒精摄入，缺少膳食纤维，吸烟都会增加结直肠癌的发病风险，而这些因素均与生活水平相关，所以形成了在经济条件好的地区，居民更容易患结直肠癌的现象。预防结直肠癌要从改变生活习惯和主动筛查做起。

94 父母有结直肠癌，子女患癌的概率有多大？

答： 结直肠癌患者应当行病理检测，若为散发性结直肠癌，当父母患有结直肠癌时，子女是患结直肠癌的高危人群；若为林奇综合征或家族性腺瘤性息肉病，那么子女患该病的风险进一步提高，患者子女应该将进行肠镜检查的年龄提前。

95　和结直肠癌患者长期一起生活，会被传染吗？

答：不只是结直肠癌，所有的恶性肿瘤都不是传染病，但长期在一起生活的人，可能会与患者具有大多数相同的生活习惯，比如饮食、作息、运动频率等，若存在结直肠癌高危因素，也建议及时、定期进行肠镜检查。

96　移民可以降低结直肠癌的发病风险吗？

答：移民不能降低结直肠癌的发病风险。改变生活习惯、饮食习惯，加强防癌体检和筛查意识才是降低结直肠癌发病率的有效手段。

97　随着医疗水平的提高，结直肠癌的死亡率会降低吗？

答：是的。随着医疗水平的提高，对于结直肠癌的早期筛查手段越来越多、筛查精准度越来越高，可以更早地发现结直肠癌，做到早发现、早治疗，从而延长结直肠癌患者的生存时间，同时，随着治疗手段的不断丰富，可治愈的结直肠癌比例越来越大，也会降低结直肠癌患者的死亡率。

98 结直肠癌有没有杜绝的可能？

答： 目前没有。结直肠癌的发病是一种多因素参与、多基因改变、多步骤、多阶段的过程。目前来说，定期进行早期筛查是最有效的预防结直肠癌的手段。

99 我国的结直肠癌治疗水平如何？

答： 近年来，我国结直肠癌的治疗水平正在快速提高，结直肠癌的总体5年生存率得到了很大的提升，总体死亡率也呈下降趋势，治疗水平和国际并无差别，差别主要体现在早期筛查和诊断上。目前国家倡导将恶性肿瘤防治关口前移，希望提高居民防癌筛查和防癌体检意识，早筛查、早发现、早治疗才是治疗肿瘤的重要手段。

第五节　结直肠癌的症状

100 结直肠癌有什么症状？

答： 结肠癌早期通常无明显症状，随着疾病的进展会出现排便习惯和大便性状的改变、腹痛、腹部肿块、肠梗阻、贫血、乏力、体重下降等症状。排便习惯的改变表现为排便次数的改变，便秘或腹泻。大便性状表现为便中带血、黏液或脓液。

直肠癌早期通常也无明显症状，随着疾病的进展，肿瘤增大影响排便或肿瘤出现破溃出血时症状才会明显，如排便带血、排便次数增加、排便排不尽感、肛门疼痛，当肿瘤增大产生肠道梗阻时会有大便变细，全身症状还包括贫血、体重下降等。

101 结直肠癌的癌前病变有什么症状？

答：对于腺瘤性息肉发展成的结直肠癌，并没有特异性症状，常见的症状如排便习惯的改变、粪便带血等，一般比较轻微，很难察觉。炎症性肠病等疾病的表现大多为反复发作的腹泻、腹痛、黏液脓血便。

102 不同分期的结直肠癌症状有何不同？

答：早期结直肠癌，也就是临床上的原位癌和Ⅰ期患者，一般无特殊症状，可能会出现便血，不易通过症状发现疾病，通常在体检时发现异常。

中期一般指临床上的Ⅱ、Ⅲ期患者，典型症状包括排便次数和习惯的改变、便血、贫血、体重减轻等。

Ⅳ期患者，也就是出现其他器官转移的患者，除了有中期患者的症状，还会出现相应受累器官的表现，例如，严重消瘦，肿瘤侵犯膀胱时会出现尿频、尿痛、血尿，侵犯骶前神经时会出现骶尾部剧烈持续性的疼痛。

103 为什么早期结直肠癌一般没有 什么症状？

答： 结直肠癌早期，肿瘤体积小，一般不会影响消化系统的功能，也不会产生梗阻等问题，因此往往不会有明显症状。

104 不同部位的结直肠癌临床表现 是怎样的？

答： 临床表现包括症状和体征两方面。症状为患者主观可察觉到的异常临床表现，如上述的疼痛、便血等；体征是指经过医生检查发现的异常临床表现，如肛门指检发现的肿物，腹股沟区触诊发现的肿大淋巴结。左半结肠患者和右半结肠患者的典型临床表现有所不同，前者以腹痛、便血、梗阻多见，后者以腹痛、全身中毒症状、腹部肿块和贫血多见。直肠癌的典型临床表现包括上述的排便频繁、便血等，典型体征有肛门指检发现直肠肿物。

105 出现哪些危险信号要特别注意是否患有结直肠癌？

答：常见的危险信号包括大便隐血、腹部疼痛、不明原因的贫血、排便次数改变、大便形状改变（比如大便变细、变扁）等。同时，年龄＞40岁、炎症性肠病患者、肠镜发现有肠息肉者，都应进行结直肠癌的筛查。除了这些个人因素，当一级亲属（包括父母、亲兄弟姐妹）发生肠道肿瘤时，也应该注意检查自己是否有肠道疾病。

106 什么是便秘？

答：临床上，便秘是一种多因素导致的复杂疾病。它是一种疾病，也是一种常见的症状。在自然人群中，有5%左右的人存在慢性便秘，以老年人和女性多见。便秘表现为大便干结、坚硬、排出困难，排便时间明显延长，排便次数明显减少，每周≤2次，常伴有腹部膨胀和不适感。

107 便秘怎么分类？

答：根据临床上常用的分类方法，将便秘分为三类。第一类是结肠慢传输型便秘，由肠道动力不足引起；第二类是出口梗阻型便秘，由肠道出口控制肛门排便的肌肉功能失调引起；第三类是混合性便秘，顾名思义，此类便秘是以上两类原因都存在的情况。

108 便秘是怎么造成的？

答：便秘的原因复杂多样，包括饮水不足、饮食缺乏膳食纤维、精神心理问题、内分泌代谢系统失调或者一些特殊的药物。这些原因可能单独或共同影响结肠的消化吸收、运动等功能，导致肠道蠕动能力下降，粪便干结难以排出。

109 有一段时间经常便秘，
会是结直肠癌吗？

答：大部分便秘不是结直肠癌导致的，可能受这段时间的饮食、作息、情绪等因素的影响，也可能是肠道疾病的影响，如果调整这些因素没有好转，需要做一些检查，比如粪便隐血、腹盆腔 CT、肠镜等，以筛查结直肠癌。定期体检是非常有必要的，尤其对 40 岁以上人群，建议选择包含肠癌筛查的体检项目。

110 经常性便血预示着结直肠癌吗？

答：经常性便血不一定是结直肠癌，许多其他疾病也可以出现便血的表现，如痔疮、肛裂等。在未排除结直肠癌的情况下，为避免延误病情，经常性便血患者应到正规医院就诊，明确病因，及时治疗，无论是否是结直肠癌，疾病的早期诊治对患者的预后都尤为重要。

111 腹痛、腹胀、腹泻会是结直肠癌吗？

答： 当出现这些消化道症状时，应该警惕消化道疾病。早期的结直肠癌多无明显症状，有腹痛、腹胀、腹泻表现的消化道疾病也可以是胃炎、肠炎，也分急性的和慢性的。单从这些症状，无法判断是否患有肠癌。当出现这些症状时都应到正规医院检查并治疗。

112 大便有什么分类方法吗？

答： 医学上，布里斯托大便分类法（Bristol stool scale）是一种比较权威的大便分类方法，它将大便分为 7 类。①颗粒状；②表面凹凸的香肠状；③表面带裂痕的香肠状；④表面光滑的香肠状或蛇状；⑤光滑的柔软块状；⑥糊状；⑦水状。

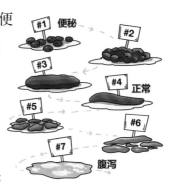

113 正常的粪便是什么颜色、形态、气味？

答： 正常大便的颜色与色素的代谢相关，一般为金黄色或黄褐色，形状为长圆柱形，味稍臭。那么为什么大便会臭呢？因为肠道细菌对食物的消化过程中，由碳、氢、氧、氮等不同元素组成的食物被分解，产生多种化合物，这些化合物包括氨类气体，闻起来就会有臭味。

114 不正常的粪便是什么颜色、形态、气味？

答： 大便的颜色、形状、气味受饮食等影响较大，如食用红心火龙果后大便呈现红色，这很正常。如果消化道出血，大便会是红色、黑色、暗红色的，还会有血腥味。胃肠炎时可能会出现蛋花样水样大便。

第三章　结直肠癌的预防

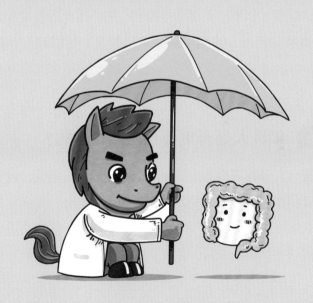

第一节　预防的意义

115　结直肠癌可以预防吗？

答：目前，在所有肿瘤中，结直肠癌是一种预防方法较为成熟的肿瘤。大部分结直肠癌是通过息肉—腺瘤—癌的途径恶变的。结直肠腺瘤发展为结直肠癌需要长达数年的时间，早期筛查可发现息肉和腺瘤，及时治疗，可以避免癌变的风险。研究表明，结直肠癌的发生与肥胖、红肉饮食、吸烟、饮酒、不运动等因素有关，因此通过减少红肉、酒精的摄入，戒烟限酒，运动健身，可以起到预防作用。

116　年轻人是否更要预防结直肠癌？

答：大多数肿瘤的发病呈现老年化趋势，然而，近年来结直肠癌在年轻人群的发病率呈现增加趋势，发病率年均增长 1.8%，死亡率年均增长 1.3%。因此，年轻人也应该重视结直肠癌的预防，尤其是有结直肠癌家族史的年轻人群。

117　如何积极预防结直肠癌？

答：无论是预防哪类肿瘤，都应该健康饮食、戒烟限酒、多运动、保持良好的心情。结直肠癌的预防有三级，一级预防是包括减少红肉、烟熏和烧烤类食品的摄入，改变不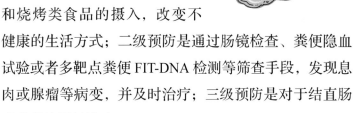健康的生活方式；二级预防是通过肠镜检查、粪便隐血试验或者多靶点粪便 FIT-DNA 检测等筛查手段，发现息肉或腺瘤等病变，并及时治疗；三级预防是对于结直肠癌患者的积极治疗。

118　结直肠癌预防为什么这么重要？

答：结直肠癌是可以高效预防的肿瘤。一般情况下，腺瘤要经过数年时间的发展才能成为癌，我们有足够的时间去筛查、发现癌前病变并进行治疗，从而预防肿瘤的发生。另外，结直肠癌有着较为高效的筛查手段，早期结直肠癌的 5 年生存率可以达到 90% 以上，经济负担小，预后好，与晚期结直肠癌的预后差别非常大，因此，结直肠癌的预防非常重要。

第二节 警惕危险因素

119 有哪些危险因素致结直肠癌?

答：结直肠癌是一种多因素长期作用导致的恶性肿瘤，其致病危险因素很多，如高脂血症、西式饮食、肥胖、饮酒、吸烟、红肉摄入多、有结直肠癌家族史，以及代谢综合征、糖尿病、缺乏运动等其他潜在的危险因素。

120 为什么有些家庭会集中出现结直肠癌?

答：研究表明，一级亲属患结直肠癌的人群，其发病风险高于普通人群。在结直肠癌中，遗传性结直肠癌家族（林奇综合征）可能会将致病基因遗传给下一代。

121 长得越高，越容易患结直肠癌吗?

答：这种说法没有任何科学依据。

122 炎症性肠病是结直肠癌的危险因素吗?

答: 是的。炎症性肠病指肠道慢性非特异性炎症性疾病,炎症性肠病的患者发生结直肠癌的风险是一般人群的 2~4 倍,约 20% 的该病患者经过 10 年的发展会发生肠癌。

123 慢性胃肠炎患者患结直肠癌的概率会高一点吗?

答: 目前和结直肠癌有明确关系的是炎症性肠病,其他慢性胃肠炎和肠癌并无确切关系。

124 糖尿病是结直肠癌的危险因素吗?

答: 是的。研究表明,糖尿病患者患结直肠癌的风险要高于普通人群。

125 吸烟会得结直肠癌吗?

答: 长期吸烟是导致肠癌的高危因素。

126 经常被动吸烟容易得结直肠癌吗?

答: 被动吸烟和主动吸烟一样,是导致肠癌的高危因素。

127 吸烟与不吸烟的人对比，患结直肠癌的概率会高多少？

答： 根据《美国胃肠病学杂志》一项研究结果表明，与从未吸烟者相比，当前吸烟者患结直肠癌的风险增加了14%，以前吸烟者患结直肠癌的风险增加了17%，且吸烟强度越高，患结直肠癌的风险越大。与从未吸烟者相比，每日吸20支香烟的人患结直肠癌的风险增加了14%，每日吸40支香烟的人患结直肠癌的风险增加了31%。

128 戒烟可以预防结直肠癌吗？

答： 戒烟可以降低结直肠癌发生的风险。

129 结直肠癌发生的风险会不会随着戒烟时间的延长而降低？

答： 结直肠癌发生的风险会随着戒烟时间的延长而降低。

130 吃红肉过多容易得结直肠癌吗？

答： 摄入过多红肉是结直肠癌发生的高危因素。平时饮食中要注意均衡饮食、荤素搭配，不要经常吃太多红肉类食物。

131 吃加工肉容易得结直肠癌吗？

答：加工肉包括以腌、熏或发酵等方式而制成的食物，如我们日常生活中常见的热狗、香肠、火腿、腌肉、肉干、罐头肉或肉类酱汁等，长期食用会增加患结直肠癌的风险。

132 肥胖容易得结直肠癌吗？

答：结肠癌的发生与肥胖是有关的。减轻体重，减少动物脂肪摄入，多吃富含膳食纤维的食物，多参加体育锻炼，有助于预防肠癌的发生。

133 肥胖会影响结直肠癌的治疗效果吗？

答：目前仍不确定肥胖是否会影响结直肠癌患者的治疗效果。有一些研究显示，肥胖与代谢综合征影响结直肠癌患者的治疗效果和相关生存。

134 **痔疮会引发结直肠癌吗?**

答: 痔疮不会引发结直肠癌。

135 **长期喝烫茶会得肠癌吗?**

答: 国际癌症研究机构曾在国际顶级学术期刊《柳叶刀·肿瘤学》上发布了一项对过热饮品的致癌性评估报告, 报告结果显示, 温度超过 65℃ 的过烫饮品被列入 2A 类致癌物名单。这种过热的损伤常常发生在食管(上消化道), 故目前没有直接证据表明长期喝烫茶会得肠癌。

136 **经常喝奶茶容易得结直肠癌吗?**

答: 根据 *Gut* 杂志一项研究结果表明, 与每周喝少于 1 杯含糖饮料(奶茶)的人相比, 每天喝 2 杯或更多含糖饮料(奶茶)的人, 在 50 岁前罹患结直肠癌的风险增加 1 倍以上, 而每天喝 1 杯者, 患病风险增加 16%。同时, 在青春期(13~18 岁), 每天饮用含糖饮料(奶茶), 50 岁以前患结直肠癌的风险增加了 32%。

137　经常喝可乐容易得结直肠癌吗？

答：可乐含有糖类，长期摄入过多会增加结直肠癌的患病风险。

138　经常吃烧烤食物容易得结直肠癌吗？

答：烧烤食物在高温烹饪的过程中产生一些致癌的物质，长期食用会刺激结直肠细胞发生改变，进而发生癌变。因此，经常吃烧烤食物容易得结直肠癌。

139　经常吃微波炉加热的食物容易得结直肠癌吗？

答：不会。

140　不吃早餐容易得结直肠癌吗？

答：不会。

141　经常吃外卖容易得结直肠癌吗？

答：不会，但是要避免大量食用高脂肪、高蛋白类的外卖食物。

142 经常吃夜宵容易得结直肠癌吗?

答: 目前没有依据, 但这是不好的生活习惯, 不利于胃肠道健康。

143 经常吃臭豆腐、腐乳容易得结直肠癌吗?

答: 没有证据, 但是这类食物往往含盐量高, 属于不健康食品。

144 经常吃腌制食品容易得结直肠癌吗?

答: 腌制食物里都含有一种致癌物叫亚硝酸盐, 少量摄入亚硝酸盐对人体没有太大问题, 但若经常过量摄入, 亚硝酸盐会在机体内转化为亚硝酸胺, 进而损伤胃肠道黏膜, 存在诱发结直肠癌的可能。

145 经常吃隔夜饭菜容易得结直肠癌吗?

答: 目前没有依据, 但是隔夜菜会滋生细菌, 并且亚硝酸盐的含量会增高, 属于不健康饮食。

146 **高脂高蛋白饮食会导致结直肠癌吗?**

答: 是的, 高脂高蛋白饮食属于非常明确的高危因素。

147 **吃得太饱容易得结直肠癌吗?**

答: 不会, 但这是一种不健康的饮食习惯, 需要避免。

148 **营养不良的人容易得结直肠癌吗?**

答: 长期营养不良不利于我们的身体健康, 但目前没有直接证据表明营养不良的人容易得结直肠癌。

149 **饮食无定时有没有危害性,**
会不会引发结直肠癌?

答: 没有证据表明无定时的饮食习惯会增加患结直肠癌的风险。

150 **就餐时看电视会引发结直肠癌吗?**

答: 不会, 但是会影响肠道对食物的消化吸收。

151 **熬夜会不会增加患结直肠癌的风险?**

答: 没有直接证据, 但是需要避免这种不利于健康的生活方式。

152 **酗酒会不会增加患结直肠癌的风险?**

答: 长期酗酒会增加结直肠癌的患病风险。

153 **嚼槟榔容易导致口腔癌, 也容易导致结直肠癌吗?**

答: 目前没有直接证据表明嚼槟榔会增加结直肠癌的发病风险。

154 **曾患过阑尾炎, 会容易患结直肠癌吗?**

答: 不会。

155 **饮用质量不好或被污染的水容易患结直肠癌吗?**

答: 饮用水质量不好或被污染, 可能会增加患癌风险, 但是需要具体看是何种有害物质。

156 常见的直接致癌物有哪些?

答: 常见的致癌物分为三大类:①化学性致癌物,如砷、镍、石棉、铬等无机物,苯、苯胺、亚硝胺、氯乙烯等有机化合物;②物理性致癌物,如放射性物质、X射线、γ射线等;③生物性致癌物,如某些病毒、黄曲霉毒素、天然植物毒素(如苏铁素、黄樟素)等。

157 长期接触化学物品会导致结直肠癌吗?

答: 长期接触化学物品是对身体有害的,会增加患结直肠癌的风险,因此,接触化学物品时应做好防护措施。

158 经常化妆、接触化妆品会导致结直肠癌吗?

答: 不会。

159 经常玩手机会导致结直肠癌吗?

答: 目前没有直接证据表明经常玩手机会增加结直肠癌的发病风险。

160 经常使用电脑会导致结直肠癌吗?

答: 目前没有直接证据表明经常使用电脑会增加结直肠癌的发病风险。

161 "亚健康"会更容易得结直肠癌吗?

答: 目前并没有研究表明亚健康和结直肠癌之间有直接的联系,但亚健康会引起免疫系统功能下降等一系列变化,使得机体易于罹患多种疾病,因此处于亚健康的人群应及时调整状态。

162 长期的抑郁状态容易得结直肠癌吗?

答: 机体长期处于压抑的生活或工作环境,可出现焦虑或紧张等负面情绪,这些负面情绪会降低人体免疫力,进而增加癌症的发病风险。研究表明,结直肠癌的发病与精神心理因素呈现正相关,也就是说,长期心理压力过大或精神紧张会增加结直肠癌的发病风险。适当调节好生活和工作状态,保持良好的心理状态,积极面对人生,可规避因精神压力引起的患癌风险。

第三节 重视保护因素

163 通过饮食可以降低结直肠癌的风险吗?

答:合理的饮食调整可以降低结直肠癌的患病风险。被国际癌症研究机构列为 1 类致癌物(对人类致癌)的"加工肉"和 2A 类致癌物(可能的人类致癌物)的"红肉",确实会增加结直肠癌的患病风险。平时调整饮食结构,改善饮食习惯,多吃蔬菜、水果和全谷类食物,少吃猪、牛、羊等红肉及火腿肠、香肠、熏肉等加工肉,可减少此类危险因素,从而可以降低结直肠癌的发病风险。

164 完全吃素会不会避免结直肠癌的发生?

答:虽然摄入红肉过多是肠癌的高危因素,但是完全吃素并不会避免结直肠癌的发生,因为结直肠癌的发生是多因素长期作用的结果,需要坚持均衡饮食,才能保持胃肠道的健康。

165 有哪些食物可以预防肠癌吗?

答:目前尚没有研究证实某种食物能够预防结直肠癌,相比于这些所谓的"抗癌食品",遵循既有健康生活指南更有意义。

166 每天坚持运动多久才能有效预防结直肠癌？

答： 持之以恒的运动锻炼，不仅增强身体功能，还会使人心情愉悦。与久坐不动的人相比，适当运动的人结直肠癌发病风险相对较低。适当运动不一定是固定每天运动多久，没有固定的时间和方式。结合一些保健知识，通常所说的适当运动是指每周进行至少 3 次运动，每次运动30～90 分钟，具体运动方式以有氧运动为主。但也要结合自身身体素质，不可过量，尽量做到运动后虽有明显出汗、感觉肌肉酸痛，但是并不影响睡眠，且第二天能明显恢复。

167 食用益生菌有哪些好处？补充益生菌可以有效预防结直肠癌吗？

答： 益生菌有助于保持并改善胃肠道的消化功能，尤其适用于胃肠道手术后伴有排便功能异常的患者，因此胃肠道功能欠佳的患者可以遵医嘱补充益生菌，但尚无证据表明，补充益生菌可以有效预防结直肠癌。

168 少吃高糖食物可以预防结直肠癌吗？

答： 摄入大量糖分会导致体重增加，不仅增加肥胖和糖尿病的风险，也会增加癌症的风险，因此少吃高糖食物有益于降低结直肠癌的患病风险。

169 节食或绝食能杀死体内的结直肠癌细胞吗？

答：节食或绝食并不能阻止癌细胞吸收营养，无法"饿死"癌细胞，反而会导致患者营养不良、免疫力下降，严重者甚至会造成"恶病质（恶液质）"的状态，无法耐受进一步的治疗。

170 有结直肠癌的预防疫苗吗？

答：目前尚没有结直肠癌的预防疫苗，但是众多学者正在研发癌症疫苗。癌症疫苗需要长时间的大量基础研究和临床试验，目前还没有能够应用的结直肠预防疫苗。期待未来能够研发出有效的结直肠癌疫苗。

171 服用阿司匹林可以预防结直肠癌吗？

答：阿司匹林已于 2016 年被美国预防服务工作组指南正式列为结直肠癌的一级预防药物。但是并非人人适用。指南建议 40 岁以上、未患有心血管疾病且出血风险较小的人群可规律服用小剂量阿司匹林，以预防心血管疾病和结直肠癌的发生，其中 50 ~ 59 岁人群获益更多。然而，对于 < 50 岁和 ≥ 70 岁人群，阿司匹林预防结直肠癌的功效并不十分明确。而且，需要长期的随访观察，成人服用阿司匹林会增加胃肠道出血及脑出血的风险，若出血风险较大，则不宜长期服用阿司匹林。因此，在服用阿司匹林之前，请务必咨询医生的意见。

第四节 预防指引

172 间隔多长时间筛查能有效预防结直肠癌？

答： 每个人的情况不同，筛查间隔也略有差异，因此应该根据自身的具体情况咨询医生来决定。按照国内专家共识或指南建议，通常情况下，肠镜检查每 5 ~ 10 年 1 次，便隐血检测每年 1 次，多靶点粪便 FIT-DNA 检测可每 3 年 1 次。对于普通人群，如果第一次筛查没有发现问题，可以继续按照以上常规筛查间隔来安排。具体间隔要结合病情来看，医生会结合既往病灶个数和病变程度给出不同筛查间隔的意见。

173 **中药可以预防结直肠癌吗？**

答：目前尚无有效的中药可以预防结直肠癌，关键还在于保持良好的生活习惯和饮食习惯，定期筛查，早发现、早治疗。

174 **国外的预防结直肠癌的经验有哪些值得借鉴？**

答：美国、日本等国家处于结直肠癌发病率和死亡率同时下降的阶段，这主要归功于他们国家过去二三十年来推行的全民癌症筛查。从 2000—2010 年，在美国 50 ~ 75 岁的人群中，肠镜筛查率从 19% 上升到 55%，同期，肠癌发病率下降了 30%。从国家战略计划的实施、民众筛查意识的不断提高，到政府的优惠政策扶持，以及新型无创筛查技术的应用等一系列举措，都值得我们借鉴。

175 **哪个年龄段的人群更需要注意预防结直肠癌？**

答：通常来说，结直肠癌多发生于中年人群，尤其是 50 岁以上人群。随着生活方式的变化，结直肠癌如今越来越趋于年轻化。因此，从改变生活习惯、健康饮食和适当运动锻炼的生活预防层面来看，越早行动越好，预防效果越好。同时，结合中国的结直肠癌筛查指南及专家共识建议，从 40 岁开始通过一些早期检查手段，如肛门指检、便隐血、多靶点粪便 FIT-DNA 检测以及肠镜检查等，进行规律筛查，做到早筛查、早发现、早干预和早治疗，把结直肠癌消灭在萌芽阶段，就是最及时的预防。

176 早期的结直肠癌发生时，身体有何异常或如何发现早期结直肠癌？

答：结直肠癌在早期很隐匿，没有特异性症状，可能会出现便血、排便习惯改变等症状，往往会被忽略，甚至被当成"痔疮"或"肠炎"进行治疗，从而贻误治疗时机。肠癌的早期发现需要大家关注身体的异常变化，包括排便异常、腹部不适等，尤其要注重定期筛查。

177 通过检查肿瘤标志物可以提前发现结直肠癌吗？

答：肿瘤标志物通常作为结直肠癌疗效监测的指标，而不能作为早期诊断的指标，因为大多数早期肠癌和肠息肉患者的肿瘤标志物并不会升高。肠癌筛查的手段还要依靠肛门指检、便隐血、多靶点粪便 FIT-DNA 检测以及肠镜检查等。

178　发现结直肠癌的癌前病变该怎么办？

答：癌前病变是一个组织病理学概念，是由良性病变向恶性病变过渡的一个阶段，是癌发生过程中的前期阶段。各种腺瘤性息肉，如管状腺瘤、绒毛状腺瘤、锯齿状腺瘤以及腺瘤病，甚至一些具有异型增生特征的炎症性肠病等都属于已证实了的结直肠癌的癌前病变。目前对于癌前病变的治疗手段是非常成熟的，对于相对较小的病灶，通常可以在肠镜下切除；对于较大一点的病灶，一般需要先钳取部分组织做活检，如果已发生癌变并伴有局部侵犯的高危因素，需要在腹腔镜下做部分肠段切除。总之，癌前病变阶段的病灶治愈率高。癌前病变切除后，并不代表就万事大吉了，因为这些疾病会有复发的风险，后续的定期复查监测也非常重要。

179　直系亲属有人得结直肠癌，我该如何预防？

答：如果有直系亲属结直肠癌家族史，那么是属于高风险人群的。一般来说，家里有 1 名直系亲属患者，那么患结直肠癌的风险可能增加 2 倍以上；如果家里有 2 名直系亲属患者，风险可能增加 3 倍以上；而且，如果亲属在 50 岁之前被诊断出结直肠癌，则这种风险更高。按照国内外专家指南建议，有结直肠癌家族史的人应该从

40 岁起或亲属患病年龄减 10 岁起进行定期的结直肠癌筛查。

180 为什么病理检查对诊治结直肠癌特别重要？

答： 病理检查是结直肠癌诊断的金标准，是手术、放疗、化疗以及其他治疗的关键依据，医生需要根据病理类型决定治疗方案和策略，不同的病理类型在治疗、预后方面有着很大差别。例如直肠肛管腺癌首选手术为基础的治疗，而直肠肛管鳞癌首选放疗。

181 结直肠癌的高危人群有哪些，对于这些人如何能早期发现疾病？

答： 包括这几类比较具有典型特点的人群：

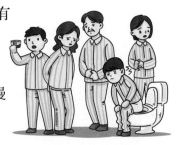

（1）40 岁以上伴有大便习惯改变（如慢性便秘、慢性腹泻等）、大便形状改变（如大便变细）、大便性质改变（如黏液血便等）、腹部固定部位疼痛的人群；

（2）结直肠癌患者的直系亲属；

（3）肠息肉治疗后的人群；

（4）长期患有溃疡性结肠炎的患者；

（5）肠癌术后或其他恶性肿瘤术后的人群；

（6）具有便隐血检测阳性史人群；

（7）有慢性阑尾炎、阑尾切除、慢性胆道疾病、胆囊切除史的人群。

182 饭后喝酸奶对维持肠道菌群健康状态有帮助吗？

答：酸奶是由乳酸杆菌、双歧杆菌等多种益生菌在牛奶中生长繁殖而使牛奶发酵制成。定期食用酸奶可促进肠道微生物组成的改变，维持肠道内菌群平衡。但是，要使益生菌在肠道中发挥促进肠道健康的功效，就必须满足以下三个条件：①酸奶进入肠道后，益生菌仍是活菌；②适合的益生菌种类；③益生菌活菌必须达到一定数量才能充分发挥功效。长期食用酸奶有助于肠道菌群平衡，但是过量摄入酸奶可能会引起糖和脂肪等物质超标，影响食用者的健康，建议适量饮用。

183 年轻人得结直肠癌和肠道菌群紊乱有什么关系吗？

答：年轻人的生活习惯和饮食习惯可能会改变肠道微生物群，并诱导肠道微生态失调，导致宿主免疫系统低下，进而发展为结直肠癌等多种疾病。研究表明，微生物组成发生变化会伴随微生物基因丰度和微生物相关代谢物的变化，这些改变可能与肿瘤的恶性程度相关。

184 预防结直肠癌的良好生活习惯应该是怎么样的？

答：①养成定期筛查习惯，特别是高危人群。②日常生活中减少红肉、加工肉类、高脂肪及油腻食物的摄入，少吃油炸、烘烤和腌制食品，多吃富含膳食纤维的食物，少吃高糖食物。③做到戒酒戒烟。④坚持运动，控制体重。

185 戒烟能否降低患结直肠癌的风险？

答：研究证明，吸烟会增加结直肠癌的患病风险。吸烟强度越高、时间越久、累计吸烟量越多，患结直肠癌的风险越大。及时戒烟有助于降低患结直肠癌的风险。

186 如果经常便秘，自己用一些"润肠茶"或者"通便"的药就好了，会不会有患结直肠癌的风险？

答：便秘治疗的一大误区，就是忽视治疗便秘的药物可能带来的风险。我们不建议患者长期使用有番泻叶、大黄、芦荟等含蒽醌类成分的保健品或中成药，虽然还没有证据表明这类成分和肠癌相关，但是长期使用不利于肠道健康。

187 为什么有的人一紧张就会拉肚子或者便秘？这样也会增加患结直肠癌的风险吗？

答：人一紧张会出现拉肚子或者便秘，这可能是神经刺激所引起的，也就是患上了一种十分常见的疾病——肠易激综合征，并不需要药物治疗，也不会增加患结直肠癌的风险。

188 最近积极运动，体重减轻了，但是出现了头晕眼花的情况，会是结直肠癌的症状吗？要做什么检查吗？

答：这种情况的出现可能有很多种原因，如心律失常、低血压、低血糖、贫血、椎基底动脉供血不足导致的颈椎病等。建议去医院心内科或者神经内科就诊，完善相关检查，确诊以后再治疗。

189 空腹运动可以预防结直肠癌吗？

答：体力活动或有规律的体育锻炼有益于肠道健康。因为运动可增加消化液分泌，促进消化，并能刺激结肠蠕动，促进排便，从而减少粪便在肠道内潴留时间，但运动和预防肠癌并无直接关系。空腹运动要注意不要过度，否则可能会导致低血糖、体力不支等。

第四章　结直肠癌的筛查

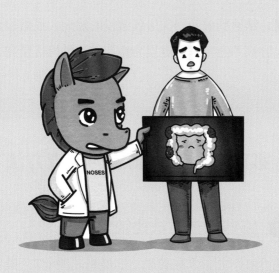

第一节　结直肠癌的筛查情况

190 结直肠癌筛查有什么意义？

答：结直肠癌早期筛查的意义在于通过早期发现癌前病变或肿瘤，尽快进行治疗，从而提高结直肠癌的治愈率，延长患者生存时间。

191 做检查的这段时间，早期结直肠癌会发展到晚期吗？

答：结直肠癌是一类进展缓慢的癌症，在做检查的时间里，肿瘤不会从早期进展为晚期，这种担忧是完全没有必要的。

第二节　结直肠癌的筛查方法

192 哪些筛查方法比较常用？

答：肛门指检、肠镜检查、结肠三维 CT、粪便隐血试验以及多靶点粪便 FIT-DNA 检测等。

193　一滴血检查结直肠癌是真的吗?

答: 目前,还没有任何一项技术能够实现一滴血检查结直肠癌。

一、肛门指检

194　肛门指检是什么? 怎么检?

答: 肛门指检是医生用手指进入患者肛门进行检查,检查内容包括肛门周围肌肉的松紧度、肛门齿状线附近肛隐窝是否有硬结、有没有压痛、直肠内是否有异常肿块等。如果触及肿块,需要在指检的过程中判断肿块的大小、位置、质地、活动度等。

195　为什么要做肛门指检?

答: 首先,肛门指检是肛门检查的最简单、最有效、最直观的检查方法,不需要借助任何器具。其次,它能够发现诸多疾病,尤其是肛门周围和直肠下端的疾病。

196 什么情况下适合肛门指检?

答：任何怀疑有肛门直肠良恶性疾病的人群，均可以到医院进行肛门指检。

197 肛门指检有什么优缺点?

答：优点：肛门指检是一种简单易行而又重要的肛肠科检查方法，许多肛管直肠疾病，仅凭肛门指检即可发现。

缺点：只能检查到距离肛缘 5～7cm 范围内的直肠。

二、肠镜检查

198 肠镜检查的一般流程是怎样的?

答：检查前三天建议清淡饮食，避免油腻、辛辣、刺激性的食物，一定要吃清淡易消化的食物。检查前一天晚上或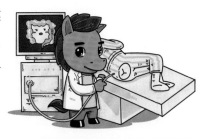者当日早上，口服复方聚乙二醇电解质散等进行肠道准备。行肠镜检查时，在主治医师的指导下采取左侧卧位。主治医师将对肛门以及镜身进行润滑后，将肠镜前端从肛门插入，逐渐观察肠道黏膜的情况，最后退出肠镜。

199 无痛肠镜检查是什么？

答： 肠镜检查是指通过内镜，对肛门、直肠、乙状结肠、降结肠、横结肠、升结肠进行检查，在肠镜检查前应用镇静麻醉药物，让患者进入睡眠状态再进行检查，患者没有痛苦不适感，称为无痛肠镜检查。

200 什么是胶囊内镜？

答： 顾名思义，胶囊内镜是指像胶囊一样的内镜，这种内镜像我们平时吃的胶囊药物一样，个头稍微大点，是一种智能内镜系统，可以通过口腔吞服到胃内，随着胃肠道的蠕动，逐步从食管、胃进入十二指肠、空肠、回肠，一直到大肠，最后从肛门排出，在胶囊内镜内部有微小的摄像头，不断地进行拍照，从而将患者食管、胃、肠腔里面的情况，以照片的形式拍摄下来，并将数据传出体外。医生再对获取的影像数据进行分析，以达到诊断的目的。

201 胶囊内镜适合筛查肠癌吗？

答： 从特性、实用性和性价比来说，胶囊内镜在结直肠癌的筛查方面不具有优势，更加适合小肠的检查。

202 结肠镜检查是什么？

答： 结肠镜检查是利用电子肠镜经肛门、直肠、乙状结肠，到达回盲部，观察结肠黏膜各种病变（如炎症、肿瘤等）的检查手段。

203 肠镜可以检查小肠吗？

答： 肠镜一般是指电子结肠镜检查，能够看到全部结肠和直肠，进镜到回肠末端 20cm 左右是最远的，因此，肠镜检查不可以检查小肠。如果要观察小肠，要做小肠镜检查或者胶囊内镜检查。

204 做肠镜取活检会引起肿瘤的扩散吗？

答： 活检一般是直接从肿瘤表面区域取材，导致肿瘤扩散的概率极低。活检给患者带来的益处远远大于活检引起肿瘤扩散的风险。

205 做肠镜检查有风险吗？

答： 肠镜检查是非常安全的操作，但对于一部分患者，例如高龄、全身状态不佳、心肺功能不足、有出血倾向的患者，也具有一定的风险。

206 做肠镜检查可以检出很小的病灶吗?

答： 肠镜具有放大作用，可以观察到很小的病灶。

207 肠镜检查适用于所有人群吗?

答： 结肠镜检查的禁忌证：①肛门、直肠有严重的化脓性炎症，或疼痛性病灶者，如肛周脓肿、肛裂；②急性肠炎、严重的缺血性疾病及放射性结肠炎者；③女性妊娠期、女性月经期、曾做过盆腔手术及患盆腔炎者，一般不宜做结肠镜检查；④腹膜炎、肠穿孔、腹腔内广泛粘连以及各种原因导致的肠腔狭窄者；⑤肝硬化腹水、肠系膜炎症、腹部大动脉瘤、肠管高度异常屈曲及肿瘤晚期伴有腹腔内广泛转移者；⑥体弱、高龄以及患有严重的心脑血管疾病，对检查不能耐受者，检查时必须慎重。

208 有痔疮影响做肠镜检查吗?

答： 肛肠疾病一般不是结肠镜检查的禁忌，尤其是痔疮。但是如果患者处在疾病的急性期，比如痔疮出血的急性期或者肛裂的急性期，做肠镜可能会造成少量的直肠内出血，或者引起患者的疼痛、不适。

209　出现肛裂的情况，还能做肠镜检查吗？

答：肛裂不是肠镜检查的绝对禁忌证，可以进行检查。

210　患有急性肠炎，还能做肠镜检查吗？

答：如果是肠炎活动期，则不建议行肠镜检查。

211　女性月经期可以做肠镜检查吗？

答：月经期是不能做肠镜检查的。首先，月经期女性的抵抗力比较差，此时进行肠镜检查易引起感染；其次月经期进行肠镜检查易引起出血。所以尽量避开月经期去做有创性的操作。

212　做普通肠镜难受吗？什么时候最难受？

答：目前，普通肠镜检查已不像过去人们想象得那样痛苦，检查过程安全，无明显痛苦，大多数人都可接受。肠镜经过结肠脾曲及结肠肝曲时，有些患者会感觉难受。

213　做肠镜需要签署知情同意书吗？

答：做肠镜需要签署知情同意书，无论是普通肠镜检查，还是无痛肠镜检查，都需要患者或家属事先签署知情同意书后才能进行。

214 做肠镜前有必要检测人类免疫缺陷病毒吗？

答：有必要检测人类免疫缺陷病毒，除此之外，乙型病毒性肝炎、梅毒、丙型病毒性肝炎，都需要提前检查。

215 检查前曾做过 B 超或者钡灌肠造影，还能做肠镜检查吗？

答：检查前曾做过 B 超或者钡灌肠造影者，能做肠镜检查，这两种检测都不会对肠镜检查的结果造成影响，也不会引起患者的不适。

216 哪些药物是肠镜检查的禁忌证？

答：如果近期用过阿司匹林、华法林等抗凝药物，不能做肠镜检查。同时，检查前糖尿病患者的降血糖药需停服一次。

217 检查前几天要如何进食？

答： 如是清晨做肠镜检查，一般是检查前两天进半流质饮食，前一天晚饭后禁食，并使用导泻剂清空肠胃，肠镜检查后当天中午 12 点前要尽量避免进食，多饮温水，12 点后饮食要以流质饮食为主，以免损伤肠道黏膜。

218 检查当天还能进食吗？

答： 检查当天，检查前不可以进食，检查后可以适当进食，但要以流质饮食为主，同时避免进食辛辣刺激的食物，以免伤害肠道。

219 做肠镜之前吃东西会有什么影响？

答： 如果患者在做肠镜之前吃东西会导致无法进行肠镜检查，因为没有做好肠道准备，肠道内容物会影响医生对于肠道情况的观察和判断。

220 做肠镜前几天一直便秘
会影响筛查效果吗？

答： 做肠镜前几天一直便秘是不会影响肠镜检查效果

的，因为在进行肠镜检查前，患者需要口服泻药来进行肠道清洁。

221 做肠镜之前医生为什么要清洁患者肠道？

答：由于肠腔中粪便的存在会严重影响结肠镜的诊断和治疗，因而在接受结肠镜诊治时一定要保持肠腔的清洁。

222 做肠镜之前怎么清洁肠道？

答：做肠镜前，患者需要通过口服泻药或灌肠等手段，将大肠内的内容物充分排出，直到排出的大便为清水样，即为清洁到位。

223 一般什么时候进行肠道清洁？

答：通常情况下，患者至少要在进行肠镜检查前的4个小时就开始服用清肠剂，通过反复腹泻进行肠道清洁。

224 儿童的肠道清洁怎么做？

答：在儿童的肠道清洁方面，对于已添加辅食或年龄较大的儿童，通常可以通过口服清洁肠道类药物进行导泻，帮助肠道清洁。

225 肠道清洁用什么药物?

答：临床上清洁肠道的药物主要是甘露醇、磷酸钠盐、硫酸镁以及复方聚乙二醇电解质散等，其中以复方聚乙二醇电解质散最为常用。

226 用聚乙二醇电解质散和 20% 甘露醇清洁肠道有什么不同吗? 怎么选择?

答：（1）甘露醇和聚乙二醇电解质散成分的区别：聚乙二醇电解质散为复方制剂，由 A、B 两剂组成，A 剂含聚乙二醇，B 剂含碳酸氢、氯化钠、氯化钾。甘露醇的组成为甘露醇。

（2）甘露醇和聚乙二醇电解质散在功能主治上的区别：甘露醇是一种高渗性的组织脱水剂，聚乙二醇电解质散常用于功能性便秘的治疗及术前、肠镜及其他检查前的肠道清洁准备。

在临床上，聚乙二醇电解质散的使用频率较高，但要根据患者实际情况进行选择。

227 要怎么喝清洁肠道的聚乙二醇电解质散?

答: 肠镜检查前需要清肠,可口服聚乙二醇电解质散进行导泻,如果是次日上午检查,可从夜里 12 点开始口服;如果是次日下午检查,可于清晨 5~6 点开始口服。将整个包装内药物(具体剂量请遵医嘱)全部倒入一个容器中,再倒入 1 000ml 温水,在 15~30 分钟饮完,服用后 15~20 分钟开始腹泻,直至排出大便为清水样即可。

228 为什么要慢慢喝聚乙二醇电解质散?

答: 因为该药物有胃肠道刺激性,如果喝得太急会导致患者恶心、呕吐。

229 聚乙二醇电解质散喝了又吐, 会影响镜检效果吗?

答: 要看是否达到较好的清肠效果,若已达到较好的清肠效果,则不会影响镜检结果,否则需要让患者补充聚乙二醇电解质散,继续清肠。

230 乳果糖可以用于结直肠镜的肠道准备吗?

答: 可以,乳果糖口服液适合用于结肠镜及术前的肠道准备,其清洁肠道效果好,不良反应少,易被患者接受。

231 做肠镜前泻药要喝到什么程度?

答: 进行肠镜检查前,泻药喝到排出的大便为清水样的程度即可,此时才算作肠道清洁干净。

232 如果肠道没有清洁干净,会干扰医生进行肠镜检查吗?

答: 如果肠道没有清洁干净,会干扰医生进行肠镜检查,因为未清洁干净的肠道内容物会影响医生对于肠道情况的观察判断。

233 如果肠道准备不充分,会对肠镜检查结果有影响吗?

答: 会,肠道准备不充分肯定会影响肠镜的检查结果的,因为有些部位的肠道有可能因为粪便的干扰而显示不清,如果该处肠道有小的息肉或者占位有可能观察不到。

234 肠道准备不充分，需要重新准备吗？

答：如果肠道准备不充分，需要重新准备，肠道准备不充分肯定是会影响肠镜检查结果的。

235 第一次做肠镜检查的人，肠道准备有什么注意事项吗？

答：对于第一次做肠镜检查的人，要注意做肠镜前几日的饮食控制，不能吃辛辣油腻食物，前两天以流质饮食为主，前一天晚上和当天检查前不要进食。要口服药物进行肠道清洁，暂停服用部分药物。

236 清洁肠道时产生了腹胀等不适，怎么办？

答：如果在清洁肠道时产生腹胀等不适症状，可以多喝水促进排气，如果长时间未缓解，可以用手轻轻地按摩腹部来促进排气。

237 为什么肠镜检查时要注气进去？

答：做肠镜是需要向结肠内打入气体的，人的肠黏膜皱襞沟壑纵横，所以观察时必须注入一定量的气体，用气体撑开肠腔，打开挛缩在一起的黏膜褶子。

238 肠镜从自然腔道进去还是切口进入？

答：肠镜检查不会对身体进行切口，肠镜检查是从肛门进入进行检查的。

239 做肠镜检查大概要多久？

答：如顺利且无肠道病变，15～20分钟即可结束肠镜检查。如需取活检或切除息肉，则需要相应延长时间。

240 做肠镜的时候老是放屁会影响镜检效果吗？

答：做肠镜时老是放屁，这种情况不会影响检查的效果。

241 做肠镜检查需要麻醉吗？

答：肠镜检查通常不需要麻醉，但做肠镜检查的医生也会根据受检查者的耐受情况，决定是否需要麻醉。

242 无痛肠镜对身体有害吗？

答：麻醉状态下行肠镜检查是安全的，对身体无害。

243 肠镜麻醉有多大可能性造成肠损伤？

答：肠镜麻醉通常不会造成患者的肠道损伤。

244 麻醉药是口服剂还是针剂？

答：针剂。

245 做肠镜检查麻醉药怎么打？

答：肠镜麻醉通常采用静脉麻醉。

246 肠镜麻醉要签知情同意书吗？

答：需要，进行肠镜麻醉需要签知情同意书。

247 肠镜麻醉多久可以醒？

答：肠镜检查完毕后大约 5 分钟，患者就会苏醒。

248 肠镜检查做全身麻醉还是局部麻醉？

答：肠镜麻醉是全身麻醉。

249 做完肠镜当天可以吃东西吗?

答: 可以,但建议以流质饮食为主,避免进食辛辣刺激和油腻的食物。

250 做完肠镜之后需要注意什么?

答: 肠镜检查结束后常需注意以下几方面:①腹胀、腹痛时建议禁食,同时注意卧床休息,可平躺、侧躺或者翻身,轻揉腹部,促进肠道排气;②出现低血糖时可以饮用糖水,待排气后再予进食。

251 做完肠镜筛查出现持续的腹痛是什么原因?

答: 一般是肠镜后因腹腔内积气导致腹痛。

252 普通体检可以做肠镜检查吗?

答: 普通体检可以做肠镜检查。

253 肠镜检查需要到达回盲部吗?

答: 需要一直检查到回盲部。肠镜检查过程是应用内镜经肛门进镜，经过直肠、乙状结肠、降结肠、横结肠、升结肠及盲肠，到达回盲部后，逐渐退镜，仔细观察各部位肠黏膜的变化情况。

254 肠镜检查时用什么体位？

答：在进行肠镜检查时，患者须左侧卧位，双膝屈曲，这样才能方便医生正确有效地进行肠镜检查。

三、影像学检查

255 什么是 CT 检查？

答：CT 的全称是电子计算机断层扫描，是在普通 X 线基础之上，结合现代科技化电子计算机技术，对人体各部位进行水平层面扫描。影像扫描的信息，经过计算机采集、综合整理、分析后，以图像形式表现出来。可以较为直观立体地显示各器官是否存在异常。CT 可分为平扫 CT 和增强 CT，增强 CT 扫描需要静脉注射对比剂。CT 对疾病的筛查、诊断以及治疗后的评估、随访具有重大意义。

256 CT 检查可以诊断哪些疾病？

答：CT 适用于所有器质性疾病，尤其对密度差异大的器质性占位病变能做出定性诊断。如脑部疾病（肿瘤、出血及梗死等）、胸腔纵隔内的病变（肺、胸膜、心脏、食管等）、腹腔及盆腔内实质脏器的病变（肝、胆、胰、脾、肾、胃、肠道、前列腺、子宫以及附件等），对乳腺、甲状腺等部位的病变也能显示并做出诊断，另外对脊柱、脊髓以及骨骼和肌肉相关病变也具有重要的诊断价值。

257 什么情况下适合做 CT 检查？

答： 以下情况适合做 CT 检查。

（1）疾病筛查：如使用低剂量 CT 扫描对肺部进行疾病的筛查。

（2）疾病诊断：对高度怀疑器质性病变的人群使用平扫或增强 CT 协助诊断。

（3）肿瘤的分期：对高度怀疑恶性肿瘤的人群使用平扫或增强 CT 评估临床分期，以制订下一步治疗方案。

（4）疗效评估及治疗后的随访：通过对比病变部位治疗前后差别来评估疗效，调整治疗方案。对于一些慢性疾病，通过定期的 CT 检查来观察疾病控制情况。

258 CT 检查的流程是怎样的？

答： 首先由主诊医生根据患者情况开具 CT 申请单，

之后去指定窗口预约检查时间并缴费，在预约时间到影像科登记窗口进行登记，最后在等待区等候检查。在检查前根据要求完成一些准备工作，如：去除检查部位的金属饰物；腹部检查前晚禁食，检查当天禁食禁水；腹部检查前一周，不做消化道的造影检查；盆腔扫描前一个小时，开始憋尿；若做增强 CT 扫描，在检查前需要静脉注射对比剂。CT 检查过程中的注意事项：需要听从技术人员的指导，扫描过程中避免讲话和移动身体，CT 检查后，听候医生的通知，待医生确认图像满意后方可离开。需要做延迟显像的部分患者需要听从技术人员的指导，耐心等待检查完成。

259 结直肠癌患者为什么一定要做 CT 检查？

答： 结直肠癌患者一般在肠镜检查及病理确诊后行 CT 检查，扫描部位包括胸部、腹部及盆腔，若没有禁忌证一般推荐行增强 CT 扫描。它可以协助判断肿瘤的临床分期，评估肿瘤向肠壁内的侵犯程度以及邻近脏器的受累情况，评估局部淋巴结转移情况以及远处脏器（如肝、肺等）的转移情况，从而为下一步的治疗（手术、化疗、放疗）提供依据。

260 CT 检查需要麻醉吗?

答: 不需要麻醉。当被检查者为婴儿或儿童时,为配合检查,可使用少量镇静剂。

261 CT 检查会导致什么风险?

答: 有极少的患者可能因对对比剂过敏,出现皮疹、心慌等过敏症状。

262 CT 检查需要提前做肠道准备吗?

答: 除急诊等特殊情况外,腹部 CT 检查前需要做肠道准备。由于肠道内容物与肠腔病变的密度往往相似,难以分辨,良好的肠道准备可以减少诊断困难,提高诊断准确性。其他部位的 CT 检查不需要做肠道准备。

263 CT 检查可以看到微小的息肉吗?

答: 一般来说,CT 可以显示较大的息肉,因为 CT 扫描的不同层面之间存在层厚,而且对软组织的分辨率并不是很高,所以对一些小息肉容易漏诊。肠镜检查是发现微小息肉的最佳选择。

264 CT 检查的优缺点有哪些？

答： 优点：无创性检查；用时短；对组织的密度分辨率较高，且为横断面扫描，可直接观察到实质性脏器内部的肿瘤。

不足：对空腔脏器的肿瘤，如胃肠系统内的早期肿瘤，有漏诊的可能性，还容易漏诊某些与正常组织密度相等（或相近）的肿瘤。

265 医生操作和经验判断会影响 CT 检查结果吗？

答： 通常不会出现上述情况。

266 CT 检查完不能确诊，还要做肠镜检查吗？

答： 需要。对于肠道息肉以及早期结直肠肿瘤，CT检查是有漏诊可能的，结肠镜及活检组织病理学检查是结直肠癌诊断的金标准。

267 结肠 CT 可以用于结直肠癌患者的复查吗?

答: CT 是结直肠癌患者术后复查的项目之一。术后 2 年之内需要每 3 个月做一次 CT 检查,第 3~5 年需要每半年做一次 CT 检查,5 年之后每 1~2 年做一次 CT 检查。复查 CT 可以帮助判断肿瘤是否复发转移,从而采取相应的干预手段。

268 结直肠癌患者一定要做 PET/CT 检查吗?

答: 不一定。对于中早期、未发生远处转移的患者,CT 以及磁共振就可以很好地评估疾病的分期。对于怀疑存在远处脏器转移,但 CT 和磁共振无法确诊的情况,正电子发射计算机体层显像仪(emission tomography and computed tomography,PET/CT)可以帮助确诊,还能协助评估脑、骨等常规影像学检查无法包含的组织的肿瘤转移情况,为治疗方案的制订提供依据。

269 PET/CT 检查适用于哪些情况?

答: 怀疑存在远处脏器转移,但常规影像学检查无法明确诊断;已经明确有远处脏器转移,行 PET/CT 检查以进一步评估全身脏器受累情况，确定转移灶的具体位置；怀疑术后复发，但常规影像学检查无法明确。

270 PET/CT 检查有什么优缺点？

答： 优点：可早期发现肿瘤的存在，灵敏度及特异度高；非侵犯性操作，并可用于治疗效果的监测；一次定位可检查全身，取代多重检查；检查过程无痛、无创。

不足：需使用微量的放射性同位素，造成体内会有少许的辐射剂量；放射性排泄物的处理问题；价格相对昂贵。

271 PET/CT 检查有哪些注意事项？

答： 检查前 6 小时应禁食；检查前要注意控制血糖；检查前注射显像剂后要注意安静休息，不要走动或者咀嚼、交谈；上机扫描前要将金属物品取下；PET/CT 检查后可多饮水，加速显像剂的代谢；检查后 8 小时以内不要接触孕妇和儿童。

272 什么是 MRI 检查？

答： MRI 是 magnetic resonance imaging 的缩写，叫做磁共振，也叫磁共振成像，是用于医学影像检查的一种成像设备。它的基本原理是将人体置于特殊的磁场当中，用无线射频脉冲激发人体内的氢质子核，引起氢质子发生共振，并且吸收能量，在停止射频脉冲后，氢质子核在特定的频率发出微弱的电磁信号，并将这个信号释放出来。探测器可以捕捉到这种微弱的电磁信号，并且通过电子计算机的处理，得到人体内部的组织和器官的图像。

273 MRI 检查适合结直肠癌的筛查吗？

答：MRI 检查一般用于评估直肠癌的分期以及怀疑结直肠癌肝转移但 CT 不能确诊的情况，不适用于结直肠癌的筛查。肛门指检、粪便隐血试验、多靶点粪便 FIT-DNA 检测以及肠镜检查是结直肠癌的常见筛查手段。

274 什么情况下适合 MRI 检查？

答：对于直肠癌患者，可以协助评估肿瘤浸润深度、与周围组织脏器的关系以及淋巴结转移情况，从而判断患者的临床分期；对于怀疑结直肠癌肝转移的患者，在 CT 无法鉴别肝脏病变性质的情况下，可行肝脏 MRI 检查以明确诊断，从而制订下一步治疗计划；除此之外，对于直肠癌术后的患者，定期的 MRI 检查也是十分必要的，可以及时发现肿瘤复发，尽快进行干预。

275　MRI 检查有什么风险？

答：MRI 检查风险相对较小，但是对一些特殊的人群，也是有禁忌证的。①体内有金属异物，特别是非顺磁性金属异物者，不能行 MRI 检查；②幽闭恐惧症是相对禁忌症，需要在检查前进行评估。③对比剂过敏者，一般不建议做增强 MRI。

276　MRI 检查有什么优缺点？

答：优点：①良好的软组织分辨率和非常高的对比度分辨率；②多参数、多平面成像技术，可以清楚地显示病变的位置、程度及与周围组织器官之间的关系，可以准确判断病变；③这是一种非侵入性技术，没有 X 射线辐射造成的损害。

缺点：①价格相对较为昂贵。② MRI 检查时间较长，扫描速度较慢，患者需要在机器内等待时间较长。MRI扫描有噪音，患者易产生恐惧感。③对患者的身体运动非常敏感，容易产生伪影，因此不适合用于危重患者和急诊患者的检查。

277　MRI 检查与 CT 检查有什么区别？

答：MRI 和 CT 都是临床上经常用到的检查手段，两者最主要的区别在于成像原理不同。MRI 是通过共振和磁效应产生的一种显像效果，针对软组织的显影会比较明确，如对肌肉、神经及胆道系统的检查，MRI 优于 CT。而 CT 是通过放射性射线来成像，它显示一些实质性脏器的效果优于磁共振，因此对腹腔内实质性脏器及四肢骨骼的检查，一般选用 CT。

278 超声检查适用于结直肠癌筛查吗？

答：不适合。

279 什么情况下使用超声检查？

答：对于直肠癌患者，可以行经直肠超声检查，协助评估肿瘤浸润深度、与周围组织脏器的关系及淋巴结转移情况，从而判断患者的临床分期。一般情况下，经直肠超声和直肠 MRI 两者选其一即可。另外，对于怀疑结直肠癌肝转移的患者，在 CT 无法鉴别肝脏病变性质的情况下，可行肝脏超声检查协助诊断，从而制订下一步治疗计划。

280 超声检查有什么风险？

答：无特殊风险。

281 超声检查有什么优缺点？

答： 最大的优势是无创。超声的无创，是指相对而言给患者带来的伤害是最小的，在可以接受的范围之内，不会对患者造成严重的损害。除了无创，超声检查的优势还包括：方便、简单、价格低廉。超声检查也有它的不足之处，由于工作原理的限制，对一些含气的组织器官、骨骼等，超声检查有一定的盲区，成像会受到明显的影响，对疾病的诊断也会受到限制。

282 超声检查和 MRI 检查以及 CT 检查可以联合使用吗？

答： 可以。

283 肠道造影是什么？

答： 肠道造影检查是在 X 线的照射之下，通过口服对比剂来明确肠道病变的检查，这种技术可以检查出肠道轮廓以及肠腔内的大小有无改变，对于一些占位性病变，如肠息肉、肿瘤等疾病具有诊断价值。

284 肠道造影适用于哪些人群?

答: 用于怀疑肠道溃疡或肿瘤而拒绝行肠镜检查的患者。

285 肠道造影在临床上的应用普遍吗?

答: 在肠道疾病的诊断方面,基本已经被肠镜取代,肠道造影检查现在多用于肠道术后患者,协助判断肠道蠕动功能恢复及吻合口瘘等问题。

286 肠道造影有什么优缺点?

答: 优点:无创、非侵入操作,给患者带来痛苦少。

缺点:对于较小的病变容易漏诊,另外相对于肠镜来讲,无法获取病理活检。

287 肠道造影检查前需要做什么准备?

答: 进行肠道造影检查时需要空腹,如果没有空腹,肠胃内容物可影响到胃肠形态和病变部位的观察,因此被检查者在造影检查前一天晚饭后应该禁食,不仅不能吃东西,还不能喝水,第二天早晨同样应该在空腹的状况下去放射线科接受检查。

四、粪便隐血试验

288 粪便隐血试验是什么？

答：粪便隐血试验（fecal occult blood test，FOBT）是测定消化道出血最经典的方法之一，主要用于检验肉眼不可见的少量出血，是临床诊断和检测消化道出血性疾病的一项重要常规检查，也是普查和筛选消化道肿瘤的有效手段。在进行检查时首先需要提取部分大便，对大便的性质进行辨别，以了解粪便中是否存在红细胞。在对患者进行粪便隐血试验时，一旦发现粪便中的血红蛋白含量比较高，就表明患者存在消化道出血的疾病，需要进一步进行检查。部分人出现大便隐血是由于恶性肿瘤导致，比如胃癌、肠癌等，所以 FOBT 阳性的人需要进行胃镜检查、肠镜检查，提取活体组织，再进一步进行辨别。

289 粪便隐血试验的一般流程是怎样的？

答：医护人员将采集粪便的便盒分发给患者，患者按要求采集新鲜粪便置于便盒中，再交给检测单位。

290 粪便隐血试验基于什么技术路径？

答：粪便隐血试验的常用方法有荧光法、化学法和免疫法 3 种。

荧光法：即卟啉试验，对消化道出血的灵敏度较高，但操作复杂，临床应用少。

化学法：血红蛋白中的亚铁血红素具有过氧化物酶活性，可催化过氧化氢释放出新生态氧，使色原显色。

免疫法：最常用的是胶体金血红蛋白单克隆抗体检测法，其利用血液中亚铁血红素特异性结合人血红蛋白抗原的特性进行检测，是目前诊断消化道出血性疾病的首选方法。

291 粪便隐血试验的优缺点分别是什么？

答：优点：无创操作、操作方便、价格便宜。

缺点：灵敏度及特异度不高，并且受近期饮食影响，容易出现假阳性及假阴性结果。

292 粪便隐血试验可以居家检测吗？还是一定要到医院检测？

答：在家可以完成新鲜粪便采集，但需送往医疗实验室分析。

293 粪便隐血试验适用于哪些人群？

答：正常人群以及肠癌高危人群。

294 粪便隐血试验有什么禁忌证？

答： 无禁忌证。

295 粪便隐血试验要提前做什么准备？

答： 试验前 3 天内不要食用动物血、肉、肝、铁剂（硫酸亚铁，枸橼酸亚铁、红色补丸、富马酸亚铁）、富含叶绿素的食物（菠菜、青菜），以避免出现假阳性结果；亦不可大量服用维生素 C 或其他有还原作用的物质，以避免出现假阴性结果。

296 粪便隐血试验采集的样本是什么？怎么采集？

答： 采集样本为新鲜粪便。

使用清洁干燥的器皿，不能沾水。仔细观察粪便的性状、颜色。正常粪便为黄褐色，如果发现血色、深褐色或黑色、白陶土色等异常，在送检时要向医生说明。在有黏液脓血等肉眼观察异常的部位取材，取便总量在黄豆粒大小即可；如果是稀便，量要多些。如果肉眼观察没有明显改变，则应在 3 个以上不同部位取材，即多点取材。

297 **粪便隐血试验报告要多久才出来？**

答：根据不同的检测方法，一般需要 1 ~ 2 小时，不同医院及机构之间可能存在差异。

298 **粪便隐血试验结果是阳性时，要怎么做？**

答：需要明确出血原因，最佳方式是行肠镜检查。

299 **粪便隐血试验可以用于结直肠癌患者的复查吗？**

答：粪便隐血试验多用于结直肠癌的筛查，通常不用于复查。

300 **粪便免疫化学检测是什么？**

答：粪便免疫化学检测（fecal immunochemical test, FIT）是基于人血红蛋白的抗原抗体反应的原理进行检测的方法。该方法克服了化学法的不足，特异度、灵敏度及阳性预测值均明显提升，检查结果不受食物或药物的影响。

301 粪便免疫化学检测可以居家检测吗？还是一定要到医院检测？

答：可以在医院取样检测，也可以居家自测。使用 FIT 便隐血检测工具，按照使用说明的要求，在家里就可以取样检测，5 分钟左右可以直接判读结果：两道杠为阳性，一道杠为阴性。

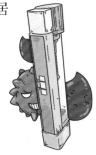

302 粪便免疫化学检测有什么优缺点？

答：优点：该方法克服了传统方式的不足，特异度、灵敏度及阳性预测值均明显提升，检查结果不受食物或药物的影响，受检者的依从性较高，适用于人群筛查。

缺点：仍存在假阳性和假阴性结果，需要肠镜确诊。

303 粪便免疫化学检测可以作为初筛手段还是精筛手段？

答：初筛手段。

五、多靶点粪便 FIT-DNA 检测

304 多靶点粪便 FIT-DNA 检测是什么？
原理是什么？

答：肠道黏膜细胞有自我更新功能，表面的老化细胞会不断脱落，随着粪便排出。如果罹患肠道恶性肿瘤或癌前病变，病变细胞的基因往往与正常细胞不同，会携带一些特定的标志，而且病变的癌细胞也会不断脱落在肠腔内，随着粪便排出体外。多靶点粪便 FIT-DNA 检测可以联合检测 *KRAS* 基因突变、*BMP3* 和 *NDRG4* 基因甲基化及血红蛋白，通过融合上述四项参数的癌症筛查风险评估算法，来计算患者罹患结直肠癌或癌前病变的可能性。

经我国首个癌症早筛前瞻性大规模多中心注册临床研究数据表明，多靶点粪便 FIT-DNA 检测技术对结直肠癌检测的灵敏度为 95.5%，进展期腺瘤的灵敏度为 63.5%，对结直肠癌的阴性预测值（NPV）为 99.6%。目前，该技术是中国首个且目前唯一一款获得国家药品监督管理局（National Medical Products Administration，NMPA）批准的分子癌症筛查测试，得到多部国家级指南、共识的一致认可，推荐用于结直肠癌的筛查。

305 多靶点粪便 FIT-DNA 检测试剂盒怎么使用？报告通常需要等多久？结果为阴性准不准？结果为阳性怎么办？

答： 多靶点粪便 FIT-DNA 检测可居家完成取样，样本免费寄送到具有资质的医学检验实验室进行检测。实验室在收到样本后第 2 个工作日进入检测环节，检测后一般 5 个工作日内出具电子检测报告。因该技术对结直肠癌的阴性预测值（negative predictive value，NPV）为 99.6%，如果结果为阴性，基本可以排除罹患肠癌风险，建议继续保持良好的生活习惯，每 3 年复检；如结果为阳性，则高度提示有罹患结直肠肿瘤或癌前病变的风险，建议尽早前往医院进行肠镜检查。

第三节　结直肠癌的筛查指引

306 想做个肠癌筛查，怎么选择？

答： 肠癌筛查的核心诉求是阴性不能漏检，筛查技术对结直肠癌的阴性预测值（NPV）是筛查不漏检的保障。我国的指南目前推荐了几种肠癌筛查方法，可以根据个人意愿和身体耐受情况从中选择，也应关注筛查技术的阴性预测值（NPV）等性能指标。这些方法包括：

（1）每 5 ~ 10 年进行 1 次结肠镜检查；

（2）每年进行 1 次 FIT 检查；

（3）每 3 ~ 5 年进行一次乙状结肠镜检查；

（4）每 5 年进行 1 次结肠 CT 检查；

（5）每 3 年进行 1 次多靶点粪便 FIT-DNA 检测。

其中，结肠镜检查是筛查结直肠癌的金标准，但肠镜检查前需要喝泻药对肠道进行清洁，且此检查是有创的。结肠 CT 虽没有创伤，但检查前也要清洁肠道，且检查有一定辐射。FIT 与多靶点粪便 FIT-DNA 检测化验大便即可进行检查，是无创的检测方法。经临床研究证实，多靶点粪便 FIT-DNA 检测对于进展期腺瘤（癌前病变）的检测灵敏度比 FIT 高一倍，前者检测内容包括 *KRAS* 基因突变、*BMP3* 和 *NDRG4* 基因甲基化及血红蛋白，采用中国首个且目前唯一的多参数风险评估算法计算综合评分，以评估受检者罹患进展期腺瘤或结直肠癌的风险。

307 选择无痛的肠镜检查还是普通的肠镜检查比较好？

答: 普通肠镜检查价格比较便宜，具备开展条件的医院较多，更容易预约；但由于个体差异，有很少一部分患者不能耐受，导致无法完成检查。

无痛肠镜在全身麻醉状态下进行，患者几乎没有不适感觉。但全身麻醉本身会带来一定风险，如呼吸抑制、心律失常等，尤其对于高龄、既往有心脑血管疾病的患者来说，严重时可危及患者生命。因此，在进行无痛肠镜之前，需要进行心电图等检查，并由专业的麻醉医生来评估患者是否适合接受全身麻醉。总之，无痛肠镜与普通肠镜对于结直肠癌的筛查效果没有区别，但在其他方面各有利弊，建议患者根据个人情况进行选择。

308 易感基因检测可以用于结直肠癌筛查吗？

答：目前没有明确证据支持将易感基因检测列入结直肠癌的筛查方式。有明确的遗传性结直肠癌家族史者，请向专业医生咨询筛查时间与方式。

309 普通体检可以检查出结直肠癌吗？

答：肛门指检和便隐血检查是体检的常规项目。但是肛门指检弃检率高。建议每年检查便隐血或多靶点粪便FIT-DNA检测，一旦出现阳性结果尽快完成肠镜，也可以起到筛查结直肠癌的效果。便隐血检测的灵敏度欠佳，特别是对于小腺瘤与癌前病变。多靶点粪便FIT-DNA检测也已应用于防癌体检当中，灵敏度更高，可最大程度避免漏检。结肠镜检查是结直肠癌筛查的金标准，有条件有意愿进行结直肠癌筛查者，仍应首选结肠镜检查。

310 遗传性结直肠癌和普通肠癌的筛查方法是否一样？

答： 遗传性结直肠癌和普通肠癌的筛查方法与筛查的起始年龄有所不同。遗传性结直肠癌分为家族性腺瘤性息肉病、林奇综合征、黑斑息肉综合征等。每种疾病有其不同的遗传方法与临床表现，因而筛查方式也不同。筛查方式以基因检测与肠镜检查为主，一部分患者还需要针对其他部位可能发生的肿瘤进行筛查。应当遵循专科医生意见，尽早、及时进行筛查，乃至进行手术治疗，以预防肿瘤的发生发展。

311 没有症状的人也要做结直肠癌筛查吗？

答： 肠癌早期没有明显症状，对个人而言，主动接受筛查是非常有必要的。通过筛查可有效发现肠癌及癌前病变，及早治疗甚至可以阻断肠癌的发生，降低结直肠癌的患病率和死亡率。等到出现症状再去医院，往往会贻误病情。

312 结直肠癌筛查痛苦吗？

答： 结直肠癌的筛查方式包括粪便隐血试验、肠镜检查以及多靶点粪便 FIT-DNA 检测，医生会根据患者具体情况进行推荐，其中肠镜检查大家比较畏惧，其实肠镜的检查在 15～20 分钟左右即可完成，并没有想象中的疼痛，而且可以选择麻醉下的肠镜检查（无痛肠镜）。

313　哪些医院可以做结直肠癌筛查？

答：一般二级或者三级医院都可以行肠镜检查、便化验、血液检测、B 超检查、内镜检查、CT 检查等。

314　怀疑自己有结直肠癌可以去哪个科室检查？

答：可以去普外科、结直肠外科、胃肠外科，以及消化内科就诊。

315　有必要去三甲医院做结直肠癌筛查吗？

答：二级或者三级医院均可。随着科技的发展，在家里也可以做筛查。目前国家药品监督管理局已经批准了居家进行肠癌筛查的产品，包括自检 FIT 筛查产品及多靶点粪便 FIT-DNA 检测试剂盒。

316 多大岁数起开始进行结直肠癌筛查更好?

答: 一般建议 40 岁以上人群需要进行结直肠癌筛查,当然医生需要结合家族史、有无症状等多因素综合考虑。

317 结直肠癌高风险人群应该多久做一次筛查?

答: 对于高风险人群,建议从 40 岁开始或比家族中结直肠癌患者最早确诊年龄提前 10 年开始。

318 一般人群应该多久做一次筛查?

答: 推荐每 5~10 年进行 1 次结肠镜检查,如果筛查对象无法或拒绝进行结肠镜检查,则推荐每年进行 1 次 FIT,也可每 1 年或 3 年进行 1 次多靶点粪便 FIT-DNA 检测。

319 结直肠癌高风险人群一定要肠镜检查吗?

答: 虽然肠镜检查是金标准,但肠镜并不是必须检查的项目,也可以选择粪便隐血试验、多靶点粪便 FIT-DNA 检测或者结肠三维 CT 成像。

320 现在年轻人得结直肠癌多吗？

答：总体来说，年轻人是患癌比例很低的人群，但是近几年国内外的流行病学调查结果显示，年轻人患肠癌的比例逐年升高，因此年轻人也需要注重胃肠道健康。

321 为什么有的人十几岁就要去做结直肠癌的筛查了？

答：对于高危人群，比如林奇综合征家族，需要尽早接受筛查。

322 刚成年有必要做一次结直肠癌筛查吗？

答：应详细询问相关家族病史，综合判断是否有必要做结直肠癌筛查。

323 怀孕的人可以做结直肠癌筛查吗？

答：一般来讲，怀孕的时候不宜行肠镜检查，可以考虑行粪便隐血试验或者多靶点粪便 FIT-DNA 检测。

324 林奇综合征患者的结直肠癌筛查方式有什么不同吗?

答: 对于林奇综合征家系中携带致病突变者(尤其是 *MLH1* 及 *MSH2* 突变者),建议自 20 岁开始接受结肠镜检查等筛查方式,每 2 年 1 次,直到 40 岁,然后每年进行 1 次筛查。

325 家人筛查出林奇综合征,其他人也要做筛查吗?

答: 同样需要接受筛查。

326 丈夫是林奇综合征患者,妻子怀的孩子得病概率大吗?

答: 林奇综合征是由于错配修复基因的胚系突变而引起的,它是一种常染色体显性遗传性疾病。如果父亲或者母亲得了林奇综合征,不管是男孩还是女孩都有 50% 的可能性会遗传这个疾病,林奇综合征患者也不是 100% 会得癌症,只是得癌症的概率远远高于普通人群。

327 **父母其中一人患了结直肠癌，孩子也要去做筛查吗？**

答：直系亲属（父母）患癌，孩子需要按照高危人群的要求接受筛查。

328 **兄弟 / 姐妹患有结直肠癌，我该筛查吗？**

答：兄弟 / 姐妹患有结直肠癌的人群属高危人群，建议从 40 岁开始或比家族中结直肠癌患者最早确诊年龄提前 10 年开始接受筛查。

329 **有家族史的人群，是不是越早筛查越好？**

答：参照高危人群的筛查要求，并不是越早越好。

330 **我经常运动，觉得身体很健康，没必要进行肠癌筛查。有这种想法，对吗？**

答：这是错误的想法，肠道腺瘤和早期肠癌时，患者往往没有明显症状。

331 我长时间坐着不动，是不是更应该进行肠癌筛查？

答： 这属于不良的生活方式，一方面需要改变久坐不动的习惯，一方面在达到了筛查年龄后，建议筛查。

332 出现便血有哪些情况？在什么情况下要做结直肠癌的筛查？

答： 导致便血的常见疾病有痔疮、肛裂，结直肠癌患者便血容易被误诊为痔疮，便血合并大便变细、排便习惯改变时，应当进行肛门指检或结肠镜检查。

333 得了痔疮要不要去做结直肠癌筛查？

答： 痔疮和肠癌没有直接关系，只有伴有相应的肠癌症状或属于高危人群，才需要接受筛查。

334 肠镜检查反应很大，不想做，还有其他办法吗？

答： 还可以选择以下结直肠癌筛查手段：①无痛肠镜检查；②粪便隐血试验；③多靶点粪便 FIT-DNA 检测。

335 我曾到医院检查过有胃炎，会不会影响消化系统中的肠道健康？

答：胃炎并不会直接导致胃肠道恶性肿瘤，但是需要排除幽门螺杆菌的感染，幽门螺杆菌和胃癌的发生具有相关性。

336 医院的筛查结果显示没有患结直肠癌，但是会经常便秘，是什么情况呢？

答：需要到医院详细检查，弄清楚便秘的具体原因，再进行针对性的治疗。

337 体检报告的癌胚抗原（CEA）水平升高，是不是得了结直肠癌？

答：先不要惊慌，CEA 升高不一定就是得了肠癌。这是因为 CEA 的特异性并不是很高，一些长期吸烟、糖尿病患者、处于妊娠期和良性胃肠道疾病患者的 CEA 也可能会升高。

338 家族腺瘤性息肉病的人会更容易得结直肠癌吗？

答：若肠息肉数量很多，则有可能为家族腺瘤性息肉病，这是一种常染色体显性遗传病，是最常见的遗传性结直肠息肉病之一，由 *APC* 基因遗传突变造成。家族腺瘤性息肉病患者患癌的风险极高，一经诊断应积极治疗。

339 我便隐血阳性，可是做肠镜没有息肉，还可能有什么原因，还需要做什么检查？

答：便隐血的假阳性较为普遍，建议定期复测。

340 我想做无痛肠镜，有什么要求，需要什么准备？

答：对于年老体衰、严重高血压、冠心病、心肺功能不全者，检查前需要经过麻醉医生评估，排除禁忌证，其余肠道准备与普通肠镜相同。

341 我做肠镜结果没事，以后就一劳永逸了吗？还需要复查吗？

答：结直肠癌筛查的关键在于持之以恒，并不能因为一次检查未见异常，就中断筛查。

342 查出息肉怎么办？有什么办法让我不长息肉吗？

答：腺瘤性息肉被认为是癌前病变，肠息肉可以通过内镜下切除，切除后都有可能再发或复发。但息肉切除并非一劳永逸，仍需定期复查，目前尚无有效的预防方法。

343 肠镜检查发现腺瘤（没有癌变），肠镜下切除会不会不彻底？

答：肠镜下可彻底切除腺瘤。

344 经常感觉肚子有绞痛症状，肠镜检查发现有几个小腺瘤，症状会不会和腺瘤有关系？

答：小的腺瘤通常不会引起任何症状。

第五章 结直肠癌的诊断

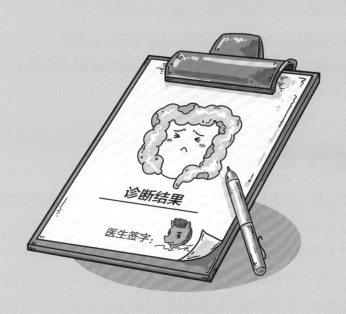

第一节　诊断方法和意义

345 结直肠癌的检查方法有哪些？

答：早期结直肠癌患者可无明显症状，中晚期结直肠癌患者可出现排便习惯及大便性状的改变、腹痛、腹胀、腹部肿块，以及贫血、消瘦、乏力、低热等症状，一旦出现这些临床表现，需要进一步进行体格检查、实验室检查、影像学检查及内镜检查来进行诊断。实验室检查包括血常规、生化、便常规、粪便隐血试验以及肿瘤标志物等检测；影像学检查包括 CT、MRI 及 PET/CT 等；结直肠癌的诊断最终尚需内镜检查及活检组织病理学进行确诊，具体检查方法需要医生根据病情来确定。

346 结直肠癌的诊断流程是怎样的？

答：结直肠癌的诊断流程通常是：首先需要进行临床表现、疾病史及家族史的问诊；然后进行相关的体格检查，包括腹部的体格检查、全身浅表淋巴结的检查，以及肛门指检；之后进行实验室检查、影像学检查、结肠镜及活检组织病理学检查等，实验室检查包括血常规、粪便隐血试验及肿瘤标志物等，影像学检查，包括 CT、MRI 及 PET/CT 等；依据这些检查结果最终明确诊断、确定临床分期、根据临床分期选择相应的治疗方案。

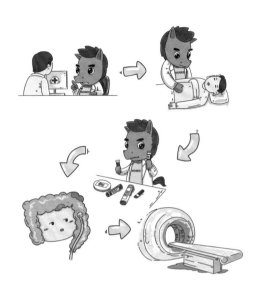

347 结直肠癌的诊断流程各医院是否统一？

答：目前各医院对结直肠癌诊断的流程基本一致，但细节方面，因不同医院的经验、设备不同而有所区别。

348 结直肠癌的诊断流程有统一标准吗？

答：结直肠癌的诊断流程具有统一的标准，各类结直肠癌诊疗规范和指南明确规范了结直肠癌的诊断流程。

349 结直肠癌的早期诊断有什么意义？

答：早期结直肠癌的治疗效果及预后明显好于晚期结直肠癌，因此对于结直肠癌的诊断我们更应该强调早期诊断，早期诊断有助于早期治疗，对于提高生存率、降低死亡率具有重要意义。

350 粪便隐血试验可用于结直肠癌的诊断吗？

答： 粪便隐血试验一般是用化学试验来检测粪便中微量的、肉眼看不到的血液，正常结果为阴性，阳性者可见于胃肠道出血等。粪便隐血试验对结直肠癌出血的诊断有重要价值，常作为消化道恶性肿瘤早期诊断的客观指标，但是不能作为诊断依据。

351 粪便免疫化学检测是结直肠癌的筛查手段，还是诊断手段？

答： 粪便免疫化学检测是通过特异性的抗体检测大便标本中的血红蛋白，进而提示可能的消化道病变。由于快速、简单且属于非侵入性检测手段，目前粪便免疫化学检测已被用于结直肠癌的筛查，阳性者仍需要进行结肠镜检查及活检组织病理学检查以明确诊断。

352 多靶点粪便 FIT-DNA 检测是结直肠癌的筛查手段，还是诊断手段？

答： 携带肿瘤突变信号的异常细胞会脱落到肠道的粪便中，多靶点粪便 FIT-DNA 检测是通过实验室技术检测粪便中脱落细胞的 DNA 突变和甲基化，并联合 FIT 进行风险评分，对于检测阳性的人群需要进一步进行结肠镜检查明确诊断。多靶点粪便 FIT-DNA 检测技术具有无创、无痛等优势，与单独的 FIT 相比，其检测结直肠癌及癌前病变的灵敏度都更高，可以作为结直肠癌的精准筛查手段。

353 结直肠癌诊断常用的影像学手段有哪些？

答： 结直肠癌诊断常用的影像学手段包括 CT、MRI、超声、X 线及 PET/CT 等。CT 推荐行胸部 + 全腹 + 盆腔增强 CT，以明确结直肠癌原发灶及远处转移情况；对于直肠癌患者，推荐行直肠 MRI，对于临床、超声或 CT 检查怀疑肝转移时，推荐行肝脏 MRI 检查；对于直肠癌患者，可以行直肠腔内超声检查，用于早期直肠癌的分期诊断；气钡双重 X 线造影可以作为诊断结直肠癌的补充方法，其有助于判定肿瘤位置。不推荐常规进行 PET/CT 检查，但对于病情复杂、常规检查无法明确诊断或预了解有无远处转移的患者，PET/CT 可作为有效的辅助检查手段。

354 结直肠癌的筛查和诊断有什么区别？

答： 筛查主要是针对高危人群进行的检查，诊断是针对筛查之后疑似肠癌患者或者明确有肠道肿物的患者进行的检查。

355 结直肠癌诊断的金标准是什么？

答： 结肠镜及活检组织病理学检查是结直肠癌诊断的金标准。通过结肠镜，医生可以完整地观察整个结直肠肠腔内的情况，对于发现的可疑病变，可以进行活检组织病理学检测以进一步明确诊断。

356 肠癌的诊断需要实验室检查、影像学检查、内镜检查、组织病理学检查、基因检测多种检查同时进行结果对照吗？

答： 肠癌的诊断手段包括实验室检查、影像学检查、内镜检查、组织病理学检查及基因检测等，不同的检查手段在结直肠癌的诊断中具有不同的作用，如实验室检查中的血常规用于评估患者是否存在贫血，影像学检查用于评估原发灶及远处转移情况，内镜检查用于评估肠道内肿瘤的大小、形态、距肛缘的距离等，活检组织病理学检查用于最终的结直肠癌确诊，因此在结直肠癌的诊断流程中，常常需要多种检查手段相结合来综合评估患者的病情。

357 MRI 检查可以作为结直肠癌诊断的手段吗?

答: MRI 是结直肠癌的常规诊断手段之一。对于直肠癌患者推荐行直肠 MRI，对于临床、超声或 CT 怀疑结直肠癌肝转移时，推荐行肝脏 MRI。

358 钡灌肠造影对结直肠癌的诊断有价值吗?

答: 钡灌肠造影是通过钡剂的显影来观察肠腔内病变情况的检查方法，对于结直肠癌，钡剂灌肠可见病变部位的黏膜局部变形、管壁僵硬、蠕动异常。若肿瘤为菜花样隆起型病变，钡剂灌肠往往可见黏膜表面凹凸不平或出现浅表龛影；若为溃疡型病变，则可见充盈缺损。钡剂灌肠对于结直肠癌的诊断，特别是协助确定肿瘤的位置，具有一定的价值。

359 为什么切了息肉后，建议做病理分析？

答： 结直肠息肉包括腺瘤性息肉、炎性息肉、错构瘤性息肉、增生性息肉等，腺瘤又分为管状腺瘤、绒毛状腺瘤、管状绒毛状腺瘤等不同类型，因此息肉切除后需要进行组织病理学分析以便明确具体的息肉类型。

360 组织病理学用什么原理诊断出结直肠癌？

答： 组织病理学诊断是将结直肠的活检组织或手术标本进行固定染色后，在显微镜下进行组织学检查，观察细胞的形态特征及免疫组织化学特征，进而对结直肠癌进行诊断。组织病理学诊断比临床诊断、影像学诊断更具有客观性和准确性。

361 肠镜结果提示管状腺瘤，低级别上皮内瘤变要手术吗？

答： 肠镜结果提示管状腺瘤，低级别上皮内瘤变不需要外科手术，只需要内镜下切除即可。

362 肠镜结果提示管状腺瘤，低级别上皮内瘤变如果不用手术多长时间随访一次？

答： 根据《中国早期结直肠癌筛查及内镜诊治指南》，如果肠镜检查发现 1～2 个直径＜ 10mm 的管状腺瘤，行内镜下切除术后的结肠镜随访间隔推荐为 1～3 年，对于 3～10 个管状腺瘤或 1 个及以上直径＞ 10mm 的管状腺瘤，内镜下切除术后结肠镜随访的间隔时间为 1～2 年，对于＞ 10 个腺瘤的患者，内镜下切除术后结肠镜随访的间隔时间为 1 年。

第二节　诊断依据

363 结直肠癌有哪些诊断依据？

答： 结直肠癌的诊断依据包括患者的症状、体征，以及实验室检查、影像学检查、内镜及活检组织病理学检查结果等。实验室检查包括血常规、生化、大便常规、粪便隐血试验以及癌胚抗原（CEA）、糖类抗原 19-9（carbohydrate antigen 19-9，CA19-9）等肿瘤标志物的检测等；影像学检查包括 CT、MRI、X 线、超声及 PET/CT 等；结直肠癌的确诊需要依据内镜及活检组织病理学的检查。

364 什么临床症状可以成为诊断结直肠癌的参考依据?

答: 早期结直肠癌可无明显症状, 中晚期结直肠癌可出现排便习惯及大便性状的改变、腹痛、腹胀、腹部肿块、肠梗阻以及贫血、消瘦、乏力、低热等症状。

365 CT 检查报告可以作为结直肠癌的诊断依据吗?

答: CT 是结直肠癌的常规诊断手段之一, 对于结直肠癌患者, 推荐行胸部 + 全腹 + 盆腔增强 CT 来明确结直肠癌原发灶及远处转移情况。

366 PET/CT 检查报告可以作为诊断依据吗?

答: 对于结直肠癌患者不推荐常规进行 PET/CT 检查, 但对于病情复杂、常规检查无法明确诊断或需了解有无远处转移的患者, 可将 PET/CT 作为有效的辅助检查手段。

367 MRI 检查报告可以作为诊断依据吗?

答: MRI 是结直肠癌的常规诊断手段之一, 对于直肠癌患者推荐行直肠 MRI，对于临床、超声或 CT 怀疑结直肠癌肝转移时，推荐行肝脏 MRI。

368 肠道造影检查报告可以作为诊断依据吗？

答：肠道造影检查通过肠道显影来观察肠腔内病变的情况，可以作为结直肠癌的诊断依据。

369 术后标本病理学检查的作用是什么？

答：术后标本病理学检查用于评估肿瘤的大小、分化程度、侵犯深度、检出淋巴结数目、阳性淋巴结数目，近端切缘和远端切缘的状况，脉管侵犯以及神经侵犯情况等，根据术后标本病理学检查结果可以确定病理分期，进而指导术后治疗以及进行预后评估。

370 术后标本病理学检查的流程是什么？

答：术后标本病理学检查流程如下：首先需要将离体后的术后标本送至病理科，病理科对标本进行签收、编号之后，进行取材及包埋固定，之后将包埋固定好的标本进行制片，制片结束后由病理科医生进行阅片最终得出病理报告。

371 术后标本病理学检查多久出结果？

答： 结直肠癌术后，标本病理学检查的出结果时间一般是 7 ~ 10 个工作日，对于疑难病例或者需要做特殊染色等的标本，出报告时间会相应延长。

372 病理学标本的来源有哪些？

答： 病理学标本主要来源于内镜下活检标本、内镜下息肉切除标本、内镜下黏膜切除术和黏膜剥离术标本，以及手术切除标本。

373 基因检测结果能作为遗传性结直肠癌的诊断依据吗？

答： 结直肠癌具有遗传易感性，遗传性结直肠癌包括家族性腺瘤性息肉病（FAP）以及林奇综合征等，在这些疾病中已发现相关的致病基因，如 *MLH1*、*MSH2*、*MSH6*、*PMS2*、*APC* 等。对患有这些疾病的患者和高风险人群进行相关基因检测，明确是否携带相关基因突变，并对这些高危人群进行风险管理，从而实现早期发现、早期诊断、早期治疗。因此，检测结果可以作为遗传性结直肠癌患者的诊断依据。

374 结直肠癌有特定的肿瘤标志物吗?

答: 目前肠癌还没有特异性较高的肿瘤标志物,临床常用的肿瘤标志物有 CEA、糖类抗原 72-4(carbohydrate antigen 72-4,CA72-4)、糖类抗原 19-9(CA19-9)、癌抗原 12-5(CA12-5)等,主要用于肠癌的辅助诊断、疗效评价及预后判断。

375 结直肠癌相关肿瘤标志物升高,一定是结直肠癌吗?

答: 不一定。虽然大部分结直肠癌患者的相关肿瘤标志物(如 CEA、CA72-4、CA19-9、CA12-5)会有一个或几个增高,但是这些肿瘤标志物的升高,不代表着一定患癌,一些良性疾病或身体的生理变化也会导致肿瘤标志物的升高。另外,这些肿瘤标志物也不是结直肠癌的特异性标志物,消化道其他部位的肿瘤也可能导致一些肿瘤标志物的升高,比如胃癌患者 CEA 也会升高。所以,对于肿瘤标志物的升高,既不要过度恐慌,也不要不以为然,需要寻求医生的指导建议。

376 肿瘤标志物在结直肠癌的诊断中发挥着什么作用？

答： 肿瘤标志物检测具有方便、快捷等优点，在结直肠癌的疗效监测、预后判断及复发监测等方面发挥着作用。多种肿瘤标志物的联合检测常被用于结直肠癌术后、放化疗后的随访，以及肿瘤复发或转移监测，如肿瘤标志物的水平高于正常，特别是多次复查始终高于正常或进行性升高，要警惕是否存在肿瘤的复发或转移，但是不能作为诊断的依据。

377 分子诊断及液体活检在诊断中发挥着什么作用？

答： 液体活检技术是一种分子诊断技术，主要检测血液、尿液、唾液、粪便中循环肿瘤细胞、循环肿瘤 DNA、外泌体等生物学标志物，在临床诊疗中发挥着越来越重要的作用。液体活检的优势在于非侵入性、灵敏度高，可以与不同的生物学标志物结合，不仅能够早期诊断结直肠癌，评估疾病的复发转移及预后情况，而且可以对肿瘤负荷进行动态监测，以指导靶向治疗。其在肿瘤个体化治疗方面具有实用性，但是距离临床普遍应用还需要进一步的研究支持。

378 结直肠癌的诊断会以家族遗传史作为参考吗？

答： 结直肠癌是一种具有遗传倾向的恶性肿瘤，在诊断过程中医生会询问患者的家族史，以辅助判定是否属于遗传性结直肠癌。

379 结直肠癌的诊断会以患者病史作为参考吗？

答： 结直肠癌可出现排便习惯及大便性状改变、腹痛、腹胀、腹部肿块以及贫血、消瘦、乏力、低热等症状，诊断结直肠癌时要以患者病史作为参考。

380 结直肠癌的诊断会以体检报告作为参考吗？

答： 体检报告可以作为结直肠癌诊断的参考，如体检报告中结直肠癌相关的肿瘤标志物，以及大便常规、粪便隐血试验等检查，对于结直肠癌的诊断均有一定的参考价值。

381 结直肠癌诊断结果能当天出来吗？

答： 结直肠癌的确诊依靠组织病理学的诊断，无论组织病理学标本来源于内镜下活检、内镜下息肉切除、内镜下黏膜切除术和黏膜剥离术或手术切除，均需要有取材、包埋固定、制片以及阅片的检查流程，因此一般当天得不到诊断结果。

382 如何读懂结直肠癌术后病理诊断结果？

答： 结直肠癌术后的病理诊断结果常常包含以下内容：组织学类型、分化程度、肿瘤浸润深度、检出淋巴结数、淋巴结转移数、大体类型、脉管及神经侵犯情况、切缘情况以及免疫组织化学染色结果等。其中，组织学类型包括腺癌、鳞癌、腺鳞癌、未分化癌等，分化程度包括高分化、中分化及低分化，大体类型包括隆起型、溃疡型及浸润型。根据肿瘤的浸润深度（T 分期）、淋巴结转移数目（N 分期）以及有无远处转移（M 分期），确定 TNM 分期，分期越晚，预后越差。

383 诊断出结直肠癌之后应该怎么办？

答： 诊断出结直肠癌后应及时就医，完善相关检查，综合评估病情，制订最佳治疗方案，做到早诊断、早治疗。

第三节　误诊漏诊情况

384　为什么结直肠癌容易漏诊？

答：首先是患者对结直肠癌的
认识不足，缺乏相应的防癌意
识，当出现结直肠癌相关症状时，
容易自认为是肠道的炎症性疾病以
及痔疮等疾病，没有主动寻求进一
步的检查，忽视了结直肠癌或癌前
病变的存在，从而导致漏诊。

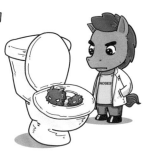

385　结直肠癌容易与何种疾病混淆？

答：由于结直肠癌早期症状不明显，加上临床症状
缺乏特异性，出现腹痛、便血等症状时容易与肠道的炎
症性疾病、痔疮、痢疾、肛裂及肠息肉等疾病混淆，从
而造成误诊，临床中应注意鉴别诊断。

第六章　结直肠癌的治疗

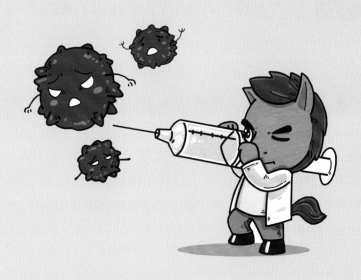

第一节　结直肠癌的治疗方法

386 结直肠癌主要有哪些治疗方法？

答： 手术治疗是结直肠癌的主要治疗方法，其他治疗方法包括化疗、放疗、靶向治疗、免疫治疗、介入治疗以及中医中药治疗等。

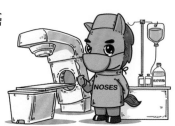

387 结直肠癌治疗新的手术技术有哪些？

答： 经自然腔道取标本手术（natural orifice specimen extraction surgery，NOSES）是结直肠癌治疗的一项新技术。NOSES 避免了腹壁的辅助切口，最大限度地保留了腹壁的功能，具有术后疼痛轻、恢复快等优势。此外，NOSES 术后，患者腹壁仅有几个微小的戳卡瘢痕，具有良好的美容效果，很大程度上减轻了患者因术后切口瘢痕带来的心理压力，加速了康复，属于"微创中的微创"。

388 什么情况下需要做术前定位？

答： 对于早期结直肠癌病灶较小、术中不易寻找或内镜下切除病灶后需要追加外科手术的患者需要进行术前定位。有效的术前定位有助于手术医生在术中迅速找到肿瘤病灶，减少术中的寻找时间，从而缩短手术时间。

389 结直肠癌可以做体外药敏试验吗？怎么做？

答：结直肠癌可以做体外药敏试验。该试验是将结直肠癌组织制成单细胞悬液，将肿瘤细胞和抗肿瘤药物一起在孔细胞培养板中培养，从而判断肿瘤细胞的药敏情况，根据药敏结果选择适宜的化疗方案。但是由于技术复杂、影响因素较多，目前还未普遍应用。

390 有一些结直肠癌新药临床试验，可以参加吗？

答：结直肠癌患者可以参加新药临床试验，尤其是耐药或复发患者，参加新药临床试验的患者既可以接受最前沿的抗肿瘤治疗，又增加了从新研发药物中获益的可能性，但是入组之前需要医生进行充分的筛查和评估。

391 参加结直肠癌新药临床试验，患者就变成"小白鼠"了吗？

答： 不是的。新药的研发需要经过实验室阶段、动物实验阶段后才能进入临床试验阶段，对于Ⅱ期及Ⅲ期的研究，药物的安全性及有效性已经得到了一定的保障，而且新药临床试验都需要经过科学的设计、多部门的监管来确保参加新药临床试验患者的安全性。

392 结直肠癌患者在什么情况下要用到液体活检技术？

答： 在结直肠癌的早期诊断、复发转移及预后评估，以及需要动态监测肿瘤负荷以指导治疗的情况下，可以用液体活检技术。

393 结直肠癌入院治疗应该做哪些准备？

答： 如果没有肠梗阻，在入院前可以根据自身情况多补充一些蛋白质；对于准备手术的患者，要保证术前1周停止服用阿司匹林等抗凝血药，保持大便通畅；对于贫血的患者，要纠正贫血；对于有不完全性肠梗阻的患者，入院前尽量保证排便通畅，可以适当使用开塞露等促进排便。

394 刮痧可以帮助治疗结直肠癌吗?

答: 刮痧作为祖国医学的一种治疗手法,目前还没有明确的证据表明可以对结直肠癌的预防和治疗起作用。

395 拔火罐可以帮助治疗结直肠癌吗?

答: 拔火罐同刮痧一样,目前还没有明确的证据表明可以对结直肠癌的预防和治疗起作用。

396 手术切除的息肉、结直肠癌组织等最后是怎么处理的?

答: 无论是肠镜切除的息肉,还是手术切除的结直肠癌组织,都要先浸泡在甲醛溶液里,这是为了将细胞的形态和一些大分子固定,才能在显微镜下观察和做后续的检查、实验等,然后用一种像蜡一样的物质将息肉或者肿瘤组织包起来,这样就可以长期保存了,根据后续的需要进行相应的实验。

397 结直肠癌能彻底治愈吗?

答: 结直肠癌的治疗效果取决于发现的早晚,绝大多数的结直肠癌患者都能够获得彻底治愈的机会，尤其是早期患者。当然，如果不幸处于晚期，也不要轻易放弃治疗，在目前的综合治疗下，还是有机会能够达到彻底治愈的效果的。

398 得了结直肠癌，还能活多久？

答：结直肠癌患者还能活多久是所有结直肠癌患者和家属最关心的问题之一，但不能一言以概之，因为影响结直肠癌患者生存的因素有很多，比如肠癌的病理类型、分期和一些分子特征等。一般来说，早期（Ⅰ期和部分Ⅱ期）肠癌的患者，有 80% 甚至 90% 以上的患者可以存活到 5 年以上；对于局部进展期的肠癌患者，经过科学、合理的治疗，也会有 50%~60% 的患者可以存活到 5 年以上；对于已经发生远处器官转移的晚期患者，经过科学、合理的治疗，有 30% 左右的患者可以活到 5 年以上。但应该注意的是，"5 年生存率"这一指标，针对的是人群而言，而对于每一个肠癌患者的个体，只具有一定的参考意义。

399 结直肠癌最佳的治疗方法是什么？

答：对于早期的结直肠癌，如果癌细胞还局限在肠黏膜内，最佳的治疗方法是内镜下切除；如果癌细胞已经侵犯到黏膜下层甚至更深，此时最佳的治疗方法是手术，根据实际情况，医生可能会建议在术前或术后增加（新）辅助化疗或者放疗；如果癌细胞已经转移到其他器官（如肝、肺等），当转移灶较少，并且可以手术切除时，那最佳的治疗方案还是手术切除原发灶和转移灶，术后再进行辅助治疗；当转移病灶较多，转移的器官数量也较多，无法手术切除时，最佳的治疗方案是进行 MDT，来制订个体化的、符合患者自身情况的治疗方案。

400 结直肠癌治疗效果最佳的时机是什么时候？

答：不只是结直肠癌，对所有的恶性肿瘤而言，治疗效果最佳的时机都是发现肿瘤的那天。一旦发现恶性肿瘤，就要立刻接受正规的治疗，其他任何形式的"治疗"，包括但不限于"锻炼身体""吃保健品""吃偏方 / 祖传秘方"，都会耽误肿瘤的治疗。肿瘤的治疗包括详细的治疗前检查、个性化地制订治疗方案、实施手术 / 化疗 / 放疗等，治疗前的检查是肿瘤治疗的必要步骤，治疗前检查的这段时间内，肿瘤一般不会发生实质性的进展。

401 结直肠癌各种治疗方法的花费有何不同？

答： 由于患者的实际病情、医保类型、医院类别以及采用的治疗策略不同，结直肠癌治疗的具体花费有着很大不同，没有统一的花费标准。

402 结直肠癌早期和晚期的治疗方法有什么不一样？

答： 对于极早期的结直肠癌，如果癌细胞局限在肠黏膜内，可以行肠镜下切除，切除后定期复查肠镜即可。如果癌细胞侵犯到黏膜下层甚至更深，但没有发生远处器官（如肝、肺等）的转移，此时需要手术治疗，根据手术之后的病理结果，选择是否需要进行化疗。如果肿瘤已经发生了转移，则需要多学科专家共同为患者制订个性化的治疗方案。

403 结肠癌和直肠癌的治疗方法有什么不一样？

答： 结肠癌和直肠癌的治疗方法整体上是类似的。由于直肠癌的位置特殊，对于还没有发生远处转移的直肠癌，可以选择在手术之前行新辅助同步放化疗；如果肿瘤位置距离肛门较近，可能需要切除肛门，做永久性的结肠造瘘。对于局部晚期不可切除的结肠癌，也可在医生的指导下，接受术前新辅助治疗。

404 结直肠癌容易导致疼痛，应该怎么治？

答：结直肠癌早期常常没有明显的症状，当肿瘤越长越大，导致不完全肠梗阻时，患者往往会出现间断的胀痛，偶尔会有排气、排便，此时应及时手术。如果这种症状已持续较长时间，可能要在肠镜下先将一个支架置入狭窄之处，予以扩张，将梗阻的症状缓解后，再行手术治疗。如果肿瘤已将肠腔完全堵住，导致完全性肠梗阻，患者会出现持续性的腹部胀痛，伴有排气、排便停止，有的患者还会发生呕吐，呕吐物可能是粪便样物质，更严重的甚至造成肠穿孔，患者剧烈腹痛，伴高热、寒战等，此时需要行急诊手术。在确诊之前，切记不可擅自随意使用止疼药，这会导致掩盖病情、延误治疗。

405 中医治疗对晚期结直肠癌是否有用？

答：对于晚期结直肠癌患者，仍建议以现代医学（俗称"西医"）为主，而祖国医学（俗称"中医"）在抗肿瘤方面也有自己独特的建树。可以根据患者自身意愿进行选择，但必须到正规中医医院治疗，切勿相信"秘方""偏方""世代老中医"等广告。

406 中医能否替代西医治疗结直肠癌？

答： 祖国医学（俗称"中医"）的中医药在抗肿瘤方面有着一定的作用，且随着科技的进步，中医已经不是像人们印象中把脉、抓药看病的"郎中"了，中医也会采用手术、CT 检查等现代治疗手段，治疗也推荐中西医结合治疗。尽管在扶正固本方面中医有其独特的优势，但不能取代手术、放疗、化疗等基础治疗。

407 直肠癌治疗的"三明治"模式是什么？

答： 由于直肠癌的位置特殊，对于局部晚期的直肠癌患者，在手术之前可以进行放疗（学名：新辅助同步放化疗），通过放疗将肿瘤缩小，可以使部分原本没有手术机会的患者获得手术机会，还可以降低局部复发率，但是目前的研究结果显示，这种方案对总体生存率没有明显的作用。在放疗后进行手术治疗，术后根据病理结果进行化疗（学名：辅助化疗）。这样，治疗直肠癌的主要手段——手术，就被夹在了术前放疗和术后化疗中间，这种"放疗—手术—化疗"的治疗模式，被形象地称为"三明治"模式。

408 结直肠癌治疗的新技术有哪些？

答： 目前研究发现，对于微卫星高度不稳定（MSI-H）

的患者，可能会受益于免疫治疗；对于局部晚期的直肠癌患者，可以在手术之前进行新辅助同步放化疗，以降低肿瘤的局部复发率。在手术方面，NOSES 可以实现腹部无切口，最大限度地减轻患者术后疼痛，被誉为"微创中的微创"。

409　结直肠癌微创手术伤口有多大？

答：目前所说的结直肠癌微创手术多是指腹腔镜辅助的结直肠癌手术，即医生在腹腔镜的辅助下完成手术的大部分步骤，最后将切除的带有肿瘤的肠管从腹部一个长 5~8cm 的切口中取出。NOSES 可以实现腹部无切口，只有 4~5 个小的瘢痕。

410　什么是结直肠癌的介入治疗？

答：结直肠癌的介入治疗指的是针对结直肠癌原发灶及转移灶的局部治疗，包括血管介入和局部微创介入两种方式，是对手术、放疗和化疗的补充治疗。血管介入的方式包括门静脉栓塞、肝动脉灌注化疗等；局部微创介入治疗包括射频消融、微波消融及冷冻治疗等。

411 结直肠癌的转化治疗是什么？

答： 转化治疗是指对于不可手术切除的结直肠癌患者，通过放疗、化疗以及靶向治疗等手段将不可切除转化为可切除的治疗过程。

412 什么是辅助治疗？

答： 辅助治疗是指在手术治疗后进行的一系列局部或全身的治疗，包括辅助放疗、辅助化疗等，其目的在于巩固疗效，降低肿瘤复发率、提高患者生存率。

413 什么是新辅助治疗？

答： 新辅助治疗是指在手术治疗前进行的一系列治疗，包括新辅助放疗、新辅助化疗等，其目的在于降低肿瘤分期、缩小肿瘤体积、消灭微小的肿瘤转移灶，使患者获得手术的机会，最终降低肿瘤复发率、提高患者生存率。

414 辅助治疗和新辅助治疗有什么区别？

答： 辅助治疗是指在术后进行的一系列治疗，而新辅助治疗是指在手术之前进行的一系列治疗。

415 MDT 是什么？

答：MDT 即多学科诊疗模式，是一种近年来新兴的诊疗模式，目前已经在国内部分医院开展。MDT 是指对于病情较为复杂的患者，由可能涉及该疾病的多个学科（包括但不限于：外科、内科、放疗科、病理科、影像诊断科等）的专家共同组成会诊团队，根据该病最新的研究进展，共同商讨，共同制订该患者的个性化诊疗方案。MDT 打破了由治疗手段进行分科的旧机制，建立一种以病种为主的"一站式"诊疗模式。

416 为什么医生告诉我，我的病情需要 MDT？

答：目前医学领域的分支越来越细化，各专科新研究成果层出不穷，为了将各学科的前沿知识整合应用于患者的治疗，临床上通常采用 MDT 的形式，将该病种可能涉及的学科专家会聚到一起，基于各自掌握的各领域对该疾病研究的前沿进展，共同为患者制订最优的诊疗计划，在提高诊疗质量的同时，降低了患者的医疗费用、改善了患者的就医体验、节省了医疗支出。

417 **结直肠癌的转移部位有哪些？**

答：结直肠癌最常见的远处转移器官是肝脏，其次是肺和腹膜，少部分晚期患者还会转移至脑、骨等。

418 **结直肠癌转移的方式有哪些？**

答：结直肠癌常见的转移方式有直接侵犯、淋巴转移、血行转移、播散转移。直接侵犯是指肿瘤穿透肠壁，侵犯到了结直肠周围的器官，比如直肠癌侵犯膀胱、女性子宫等；淋巴是和血管一样的、全身性的管道系统，肿瘤细胞可能通过淋巴管道发生淋巴转移；血行转移是指肿瘤细胞通过血液转移到远离肿瘤原发灶的器官（如肝、肺等）；播散转移是指肿瘤穿透肠壁，一些肿瘤细胞会像撒种子一样散落在腹腔中，形成广泛的播散转移。

419 **结直肠癌发生了肺转移，应该怎么治疗？**

答：结直肠癌合并肺转移时，由于肺转移灶的数量、位置、大小，原发病灶情况、肺外转移以及基因分型等多种因素均会影响患者的治疗策略和预后，所以建议行MDT。治疗手段包括全身药物治疗（化疗）、手术切除原发灶和转移灶、对肺转移灶进行立体定向放疗或消融术，以及局部姑息治疗等。

420 结直肠癌发生了肝转移，应该怎么治疗？

答：肝转移在结直肠癌患者中十分常见，手术切除是治疗结直肠癌肝转移的标准治疗方式。对于可以切除的肝转移灶，应该积极行手术切除；如果肝转移灶数量多、位置邻近大血管或重要的肝内胆道而不可切除，也要通过积极的转化治疗，使肝转移灶缩小、数量减少，争取手术切除。对于散在的、无法切除的小转移灶，可在切除结直肠癌原发灶后，通过射频消融等手段进行治疗。

421 结直肠癌发生了淋巴转移，应该怎么治疗？

答：淋巴系统和血管一样，是遍布全身的管道系统，结直肠癌细胞可能通过淋巴管发生转移，但这种转移并不是无规律可循的。淋巴结像公交车站一样，癌细胞在转移时，绝大多数都是一站一站地转移。在结直肠癌手术时，不仅要切掉肿瘤，还要对肿瘤周围的淋巴结一并进行清扫，然后由病理科医生在显微镜下判断肿瘤是否发生了淋巴转移、转移到了第几站。对于发生淋巴转移的患者，术后一般都需要进行辅助化疗，以进一步杀伤可能存在于淋巴系统和血液系统中的癌细胞。

422 结直肠癌发生了骨转移，应该怎么治疗？

答： 当结直肠癌发生了骨转移时，患者已经进入肿瘤晚期，此时对于原发灶的手术已经意义不大，主要采用对症治疗、营养支持治疗以及化疗等综合治疗。恶性肿瘤发生骨转移时，由于肿瘤侵蚀骨组织，会造成骨质疏松、血钙升高、转移处骨疼痛等症状，一些生活中常见的动作有可能会导致骨折，必要时需要进行手术，血钙升高还会对血压、心脏产生影响，应该注意预防。

423 结直肠癌发生了脑转移，应该怎么治疗？

答： 当结直肠癌发生了脑转移时，患者已经进入肿瘤晚期，此时对于原发灶的手术已经意义不大。如果脑转移灶体积较小，可以根据病情适当选择行放疗、化疗或者靶向治疗；如果脑转移灶较大，压迫脑组织或邻近重要血管，患者有头晕、恶心、头疼等症状时，需要到医院接受系统治疗。

424 哪些人需要术前治疗？

答：结直肠癌的治疗目前仍以手术为主，无论是术前放疗还是化疗，都不可能使全部患者受益，而且并不是所有病人都需要术前治疗，如果过度强调术前治疗不仅会延误患者接受手术的时间，还会增加术中、术后发生并发症的风险。因此，根据目前的治疗指南，只有局部晚期或者发生远处转移的患者需要术前治疗。

425 结直肠癌的治疗方案是如何制订的？

答：不只是结直肠癌，所有恶性肿瘤治疗的前提是确诊，病理是确诊的金标准。医生会对患者做一系列详细的检查，包括查体、问诊、血液化验、CT、MRI（磁共振）、超声等，然后根据查体和检查结果（尤其是病理诊断），结合患者的个人意愿、家庭条件等，在治疗指南的基础上，对患者制订个性化的治疗方案。

第二节 结直肠癌的手术治疗

426 得了结直肠癌，可不可以不手术？

答：手术是唯一可以治愈结直肠癌的治疗方式，但也需要分情况来给予个体化治疗。对于早期肠癌，可以通过内镜进行切除；对于放化疗后，疗效判定为临床完全缓解者，可以选择观察等待，密切随诊；对于高龄、有严重的伴发疾病、无法耐受手术者，可以考虑手术以外的其他治疗方式。

427 结直肠癌的手术指标包括哪些?

答：评估能否手术的指标包括以下四种，①肿瘤因素，如病理分期、病理类型、侵犯情况等；②心肺等重要脏器的功能，如肺活量、心脏射血功能、肝功能等；③全身状态；④既往病史和手术史。

428 手术一般要多长时间?

答：一般来讲，手术的时间在 1.5 ~ 2 小时，根据患者的身体状态、病情以及手术方式，手术的时间会有所不同。术前需要进行各种准备，包括麻醉、中心静脉穿刺、留置导尿管、消毒等，术后还需要麻醉苏醒并在麻醉恢复室进行观察，这些均需要一定的时间。

429 有肝炎，还可以进行手术治疗吗?

答：对于慢性肝炎非活动期患者，术前需要进行病毒定量及肝功能等一系列检查，经评估能够耐受手术者，可以进行手术。对于这类患者，手术室需要进行特殊的准备和消毒措施，术后还需要监测肝功能的变化情况。

430 有肺炎，还可以进行手术治疗吗？

答：一般来说，肺炎需要进行系统治疗，确认已经治愈后才能安排手术，因为手术会加重肺炎，影响麻醉和术后恢复，严重的感染甚至会导致危及生命，因此需要在完全控制好肺炎后再进行手术治疗。

431 有"三高"，还可以进行手术治疗吗？

答："三高"患者是可以接受手术治疗的，但是需要进行充分的术前评估和调整，尤其注意血压和血糖的控制。术前控制好血糖、血压这些指标，才能降低术后出现各类并发症的可能，因此"三高"患者需要在术前配合医生进行调整。

432 心脏病患者做结直肠癌手术需要注意什么？

答：结直肠癌手术之前，需要详细评估心脏病患者的心脏功能，如进行心电图和心脏超声检查，必要时还需要进行动态心电图和冠脉造影。如果判定心脏功能暂不能耐受手术，则需要进行心脏相关治疗和调整；如果能够耐受手术，需要在术中和术后密切监测心脏功能。

433 有梅毒等性病，还可以进行手术治疗吗？

答：经过规范治疗的、不具有传染性的梅毒患者可以接受手术治疗，但需要做好相应的防护和消毒隔离。

434 术前感冒了，还可以进行手术治疗吗？

答：单纯感冒如果没有发热，血常规结果正常，医生判定没有病毒或者细菌感染时，是可以接受手术的。

435 孕期发现结直肠癌，能否不手术？

答：需要根据具体孕周进行个体化判定。如果处于孕早期，建议尽早结束妊娠，接受手术；如果处于孕晚期，可以考虑分娩后接受手术。需要在医生的指导下，结合患者意愿以及病情严重程度，选择相应治疗方案。

436 做完肠镜，病理显示是黏膜内癌，需不需要做手术？

答：具有预后不良因素者，需要追加手术，如标本破碎、切缘无法评估或阳性、分化不好、血管/淋巴管浸润、基底较广的早期癌等。

437 直肠癌新辅助治疗后发现病变消失了，还应该做手术吗？

答：这个情况需要结合患者身体状态、年龄、病情以及个人意愿，在多学科评估的基础上进行综合判断。如果选择观察等待，则需要密切随诊，一旦肿瘤复发，必须接受根治性手术。如果选择根治性手术，则需要考虑无法保留肛门的可能性。

438 早期结直肠癌吃药不能好吗？

答：早期结直肠癌在接受手术之后，可以获得极高的生存率，如果采取非手术方式，会贻误治疗时机。

439 早期结直肠癌通过肠镜切除，能切干净吗？

答：如果标本完整切除，切缘阴性，而且组织学特征良好（分化好、无脉管侵犯、无淋巴管浸润），不伴有高危因素，是可以切除干净的。

440 术前为什么需要做心脏和肺的检查？

答：首先需要判定患者的心肺功能是否能够耐受麻醉和手术，因此需要对心肺功能进行相应的检查，结合既往有无心肺病史，进行综合判断。

441 什么是术前肠道准备？

答：通过服用肠道清洁剂进行清洗肠道的操作，主要作用是方便手术操作，降低术后腹腔感染等并发症的可能。

442 术前不能吃东西，为什么水也不能喝？

答：喝进去的水在胃里的吸收需要时间，一般为 2 小时。全身麻醉状态下，如果未能吸收的水倒流，被误吸进气道，就会引起严重并发症。

443 结直肠癌的术前肠道准备怎么做?

答: 通常术前一天,采用泻药(聚乙二醇电解质散)溶液进行机械性肠道准备,必要时可联合清洁灌肠。

444 不同的肠道准备方式分别适合怎样的结直肠癌患者?

答: 对于术前进食、排便无异常的患者,可以常规口服泻药行肠道准备;对于术前有肠梗阻表现的患者,一般只能经肛门灌注温肥皂水进行清洁灌肠。

445 结直肠癌合并肠梗阻,术前准备时患者无法喝泻药,怎么办?

答: 对于术前有肠梗阻表现的患者,一般只能经肛门灌注温肥皂水进行清洁灌肠。

446 术前护士说需要备皮,什么是备皮?

答: 备皮是指将手术的相应部位剃除毛发并进行体表清洁的手术准备,是对拟行外科手术的患者在术前进行手术区域清洁的工作。

447 结直肠癌备皮的范围有哪些?

答: 腹部、会阴区皮肤。

448 为什么术前需要插导尿管?

答: 避免手术应激或神经损伤产生的尿潴留；围手术期评估患者的容量状态；术后患者不能离床活动，无法自行排尿。

449 结直肠癌的手术方式包括哪些?

答: 总体来讲，分为开腹手术和微创手术，后者又包括腹腔镜微创手术以及机器人辅助的微创手术。目前，大多数的结直肠癌手术均可通过微创手术来完成。

450 什么是达芬奇机器人手术?

答: 达芬奇机器人手术也被称为机器人辅助腹腔镜手术，是微创手术的一种，最广泛应用的系统是 da Vinci 系统，所以俗称达芬奇机器人手术。该系统包括：外科医生控制台、床旁机械臂系统及设备系统（摄像机、光源、能量设备等），本质上还是外科医生进行操作，只是通过机器人手术系统实现更加稳定和灵活的操作。

451 什么是腹腔镜手术?

答：腹腔镜手术指的是通过腹腔镜平台，采用一个或多个小孔进行的手术操作，腹部通常留有小切口。

452 腹腔镜手术的优点有哪些?

答：①切口小，美容效果好；②患者恢复更快，能够更早排气排便，恢复经口进食；③疼痛轻微，有利于早期离床活动，减少深静脉血栓和肺感染的发生；④操作精细，能够显露神经血管等细微结构，从而实现神经保护和功能保全。

453 腹腔镜手术是如何进行的?

答：腹腔镜手术系统包括监视器平台、气腹机、冷光源、成像系统及腹腔镜操作器械。手术医生通过穿刺器将腹腔镜镜头、光源及器械置入腹腔内，使用气腹机以维持腹腔内恒定的压力，然后一边观察监视器中的画面，一边进行手术操作。

454 为什么结直肠癌手术要做淋巴结清扫?

答：淋巴转移是肿瘤转移的方式之一。肿瘤一旦形成，就有可能伴随淋巴转移，而且有些淋巴转移通过目前的检查手段是无法检测出来的，所以只要结直肠癌的诊断明确，手术就要做整块淋巴结清扫。

455 做了淋巴结清扫，就一定不会转移了吗？

答：淋巴转移只是肿瘤转移的方式之一，还有血行转移、局部侵犯等，而且血液中的肿瘤细胞以及微转移灶借助于目前的检查手段是无法检测出来的，所以哪怕手术做了彻底的淋巴结清扫，术后仍然有转移的可能。

456 经会阴联合直肠癌根治术后会阴伤口多久能愈合？

答：经会阴联合直肠癌根治术后，会阴伤口一般有两种处理方式，一种是一期缝合，另一种是纱布填塞，二期愈合。需要根据病情和手术情况确定选择何种方式，目前，选择一期缝合居多。如果顺利的话，一期缝合的切口 2~3 周即可愈合，但由于新辅助放疗等因素影响，很大一部分会阴切口会延迟愈合，愈合时间一般在 3 个月左右。

457 做了结直肠癌根治术，是否就"一劳永逸"？

答：淋巴转移和血行转移是肿瘤转移的主要方式，即使做了根治术，术后仍然有转移的可能，绝不是"一劳永逸"。所以需要根据术后病理情况，决定是否进行术后辅助放化疗，来降低复发和转移的可能性。

458 手术切除结直肠会影响大便性状吗？

答：一般来说，术后短期内大便的性状会有改变，比如稀便频繁或粪便干结，特别是低位直肠手术后，排便习惯和大便性状需要很长时间才能够逐步恢复，因此，出现大便性状的改变也不需要过于惊慌。

459 结直肠癌术后肠粘连，应该怎么办？

答：对于术后肠粘连，目前尚无有效的预防和治疗方式，对于肠粘连导致的肠梗阻，通常首选保守治疗，禁食禁水、胃肠减压及完全肠外营养治疗。如果保守治疗后，肠梗阻的症状和体征仍持续存在或者加重，则需要行手术探查及粘连松解手术。

460 什么是姑息性手术？

答： 对已有转移的肿瘤进行部分切除的手术方式。对于肿瘤处于晚期，已失去根治性治愈机会的患者，如果这部分患者存在肠梗阻、出血或穿孔等症状，需要行姑息性手术治疗，并根据术中的具体情况决定是否切除原发肿瘤。

461 姑息性手术适合怎样的结直肠癌患者？

答： 术前明确诊断为转移性结直肠癌不可治愈并且存在肠梗阻、出血或穿孔等症状的患者需要行姑息性手术治疗。

462 经自然腔道取标本手术是什么？

答： 经自然腔道取标本手术简称 NOSES，被誉为"微创中的微创"，与传统腹腔镜微创手术最大的区别就在于手术标本经直肠肛门或阴道取出，腹部无需再开辅助切口，术后腹部仅留有几个小小的瘢痕，从而达到更加微创、更快康复，更小的心理影响的效果。目前的结直肠癌根治术均可实施这种手术方式，是一种越来越受欢迎的微创技术。

463 结直肠癌到了晚期就一定不能手术了吗？

答： 晚期结直肠癌患者并非没有手术的可能，一部分患者借助于放疗、化疗、靶向治疗或免疫治疗等手段，可以将不可切除的肿瘤转化为可切除，因此晚期患者仍需要积极治疗。

464 各种手术方式的切口大小有何不同？

答： 传统开腹手术一般采用大切口或超大切口，切口长度在 15～25cm，术后腹部瘢痕巨大，并且会产生明显的牵拉不适感甚至疼痛；传统腹腔镜手术一般采用小切口取标本，长度在 5～8cm，术后腹部瘢痕较开腹手术明显缩短；NOSES 采用微小切口，长度在 0.5～1cm，因此术后腹部瘢痕较小。

465 结直肠癌术后都会留瘢痕吗？

答： 只要有切口就会有瘢痕，小切口或微小切口的瘢痕会相对较小。

466 结直肠癌手术会存在哪些风险?

答: 任何手术都具有一定的风险,虽然结直肠手术是一类成熟的手术,但由于患者的个体差异和病情不同,术后也同样存在发生并发症的风险,如手术部位感染、输尿管损伤、吻合口漏、腹腔内脓肿、出血、肠梗阻、排尿功能障碍以及性功能障碍等。

467 结直肠癌手术有什么禁忌证吗?

答: 包括患者的全身状态较差、心肺功能存在严重不足或者伴发其他严重的疾病不能耐受麻醉或手术。

468 结直肠癌出现转移,是否需要手术?

答: 转移分为可切除转移和不可切除转移。对于不可切除转移的患者可以考虑放疗、化疗、靶向治疗或者免疫治疗等手段,如果能转化为可切除,可以行手术治疗。对于可切除转移,需要争取行手术治疗,以获得治愈的机会。

469 手术切除结直肠会对患者的生活产生什么影响?

答: 结肠有吸收水分的功能,切除结肠后,大便往往会变稀。直肠具有直肠反射和储便功能，切除直肠后，大便次数会增多。新"直肠"其实是一部分乙状结肠，并不具备直肠的功能。

470　切除结直肠癌的同时一定要切掉结直肠吗？

答：一部分息肉恶变的早期肠癌可以内镜下切除，从而避免切除结直肠。但大部分结直肠癌的手术是需要切除一部分肠管的，目的是为了根治肿瘤。

471　结直肠癌手术要切多长的结直肠？

答：根据肿瘤所在的部位，通常要切除距离肿瘤两端 10～15cm 的结直肠。如果肿瘤位于直肠，离肛门位置很近，至少也要切除距离肿瘤远端（近肛门端）1～2cm 的肠管。

472　结直肠切完后还能长出来吗？

答：结直肠是没有再生功能的，故无法长出来。

473 肠癌手术是要把结直肠切下来，然后给我换一根新的吗？

答： 目前，尚无人工肠管可以替代原来的结直肠。

474 我家亲戚（朋友）得了直肠癌，术后就"改道"了，直肠癌一定要"改道"吗？

答： 不一定的，如果肿瘤的位置距肛门很近，是需要暂时改道或者永久性改道。

475 吻合口是什么？发生吻合口漏怎么办？

答： 吻合口就是切除带肿瘤的肠段后，将两端的正常肠管缝起来的接口。小的吻合口漏，一般漏口比较小，漏出来的东西少，不伴有腹痛、发热等全身症状，这种情况一般保持引流通畅、等伤口慢慢愈合就行。如果吻合口漏的漏口比较大，患者出现高热、腹痛等全身症状，需要急诊手术干预。

476 什么情况下结直肠癌患者需要做肠道造瘘?

答：患者术前有梗阻、穿孔，肠管水肿严重，或者血管供血很差，无法做吻合，以及肿瘤离肛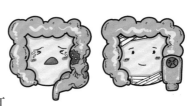门位置很低，无法行保肛手术时，需要接受临时或者永久性造瘘。

477 肠道造瘘分哪几种?

答：按是否可以还纳，可以将肠道造瘘分为临时性、永久性造瘘。按造瘘部位，可以分小肠造瘘、结肠造瘘。

478 肠道造瘘可以恢复原样吗?

答：小肠造瘘一般可以还纳。

479 直肠癌一定要切除肛门吗?

答：不一定，如果肿瘤离肛门较远是可以保留肛门的。

480 什么是人造肛门?

答: 人造肛门其实不具备正常肛门的控便能力,只是将肠子固定在腹部皮肤上,从腹壁的造口上排便。

481 人造肛门怎么做?

答: 将肠管缝合固定在腹部皮肤上,开放肠管,使大便可以从腹壁的造口排出。

482 什么情况下要做人造肛门?

答: 肛门无法保留时,或者肛门可以保留,但是需要大便临时改道时。

483 人造肛门是暂时性的还是永久性的?

答: 两种情况都存在。如果因病情需要,手术中切除了肛门,则人造肛门是永久性的。如果患者高龄或病情严重,预期寿命比较短,通常也是做永久性人造肛门。其他情况下,一般可以做暂时性人造肛门。

484 **做了人造肛门，还是正常人吗？**

答：是的。

485 **做了人造肛门，怎么洗澡？**

答：正常洗澡即可。

486 **手术切除部分肠段后，会不会导致营养不良？**

答：进入消化道内的食物大部分在小肠被消化、吸收，大肠的吸收功能较弱，因此，切除部分大肠对营养的吸收影响不大。

487 **切了部分肠段，剩下的肠段是如何接起来的？**

答：通常是使用吻合器或者直接缝合的方式进行剩余肠管的吻合，恢复肠道的通畅性。

488 结直肠癌术后为什么医生总问排气了没？

答：术后顺利排气、排便是肠道恢复自主蠕动的标志，也预示着患者逐步可以少量进水、进流质饮食。

489 术后伤口疼痛，可以吃止痛药或打止痛针吗？

答：可以的，术后伤口疼痛不利于咳嗽、咳痰，会引起患者的不良生理、心理反射，有效镇痛能够及时避免这些情况的发生。

490 术后常用止痛药或打止痛针，会上瘾吗？

答：在医生的指导下，短时间内使用止痛药或止痛针是不会形成药物依赖的。

491 术后可以吃中药吗？

答：术后可以吃中药辅助调理身体，但要在医生的指导下服用，并且定时复查肝肾功能。但不意味着吃中药可以完全替代术后化疗、放疗。

492 为什么术后还要每天抽血？

答：因为术后几天内，患者禁食禁水，身体状况也比较弱，医生需要时刻关注血液指标，及时判断患者的病情以指导下一步的治疗。

493 结直肠癌术后需要住院多久？

答：一般情况下，术后需要住院5～7天。在恢复排气、排便之后，医生会让患者逐渐进流质饮食、半流质饮食。

494 结直肠癌术后应保持什么心态？

答：保持乐观心态，经过手术治疗之后，肠癌有很大希望治愈，可以达到长期生存的目的。

495 结直肠癌术后多久可以吃饭？

答：听从医嘱，医生会根据首次进食时间进行指导。一般在恢复排气、排便后可饮水。

496 结直肠癌术后应该怎么吃饭？

答：需要从流质饮食逐渐过渡到半流质饮食，再一步步恢复到正常饮食。可以少食多餐，保持大便通畅，必要时口服肠内营养制剂保持营养充足，以利于术后恢复。

497 结直肠癌术后多久可以翻身？

答： 一般来说，患者麻醉清醒之后可以在家属的帮助下翻身，但也需要根据手术麻醉的方式来决定。

498 结直肠癌术后一直平躺，会不会得血栓？

答： 结直肠癌手术后是可以在床上活动双腿和上肢的，如果患者自觉乏力，家属可以按摩患者双腿促进其下肢血液循环，此外，建议术后穿戴防血栓弹力袜。

499 结直肠癌术后能够生活自理吗？

答： 结直肠癌术后短期（1～3天）离床活动需要家属协助以避免跌倒，待体力恢复后，可以自理。

500 结直肠癌术后最严重的并发症是什么？

答： 吻合口漏、大出血、肺栓塞。

501 术后还不能下床，可以在床上做哪些运动?

答：可以在床上伸腿、屈腿、翻身、活动上肢等。

502 为什么需要早期下床活动?

答：①促进血液循环，预防血栓形成；②促进腹腔、盆腔内引流液的流出；③促进肺的舒张，减少肺不张及坠积性肺炎的发生。

503 快速康复外科的定义是什么?

答：快速康复外科是指通过优化围手术期处理的诸多措施，来缓解手术创伤应激反应，而减少术后并发症、缩短住院时间，达到患者的快速康复的一整套外科流程。

504 预防性造口和永久性造口都是什么，有什么区别?

答：预防性造口一般是小肠（回肠）造口，起到暂时转流的作用，待吻合口愈合完全后行还纳手术恢复肛门排便。永久性造口一般是结肠造口，通常用于无法保留肛门的手术，术后不能恢复肛门排便。

505 **直肠癌术后不敢排便，担心吻合口出问题，该怎么办？**

答： 保持大便的通畅，不需要因担心吻合口不敢排便。

506 **做了预防性造口，为什么肛门还有排便？**

答： 因为造口下方的肠管内仍有少量粪便和黏液，这部分粪便会经肛门排出。

507 **结直肠癌术后多久复查一次，为什么要经常复查？**

答： 因为肿瘤在术后 5 年内出现复发、转移的概率较高，复查的目的是及时发现有没有复发、转移。

508 **结直肠癌复查需要检查哪些项目？**

答： 一般建议复查胸部 + 全腹 + 盆腔增强 CT、肠镜、血常规、生化、肿瘤标志物，必要时复查肝脏或盆腔 MRI。

509 **做完结直肠癌手术还能做肠镜检查吗?**

答: 一般术后 3 个月以上就允许做肠镜检查, 有造口也可以完成肠镜检查。

510 **结直肠癌术中用了吻合器、闭合器以后还能做 MRI 吗?**

答: 吻合器的材质是允许做 MRI 的。

511 **做完手术之后, 肿瘤标志物还是高于正常值, 是没切干净吗?**

答: 不是的, 术后肿瘤标志物仍高于正常值是较为普遍的, 很多非肿瘤患者体内的肿瘤标志物也会稍高, 但如果出现几倍、几十倍的增高就需要警惕转移的发生。

512 **做完手术之后, 身体里还有癌细胞吗?**

答: 血液中有可能伴有少量癌细胞, 这些细胞往往肉眼不可见, 因为达不到足够的数目, 如果属于高危转移或复发患者, 医生会指导使用药物杀灭残留的肿瘤细胞, 这也是术后进行化疗的目的之一。

513 结直肠癌术后是否会复发?

答: 一般而言,分期越晚的患者术后肿瘤复发的概率越高。

514 哪些征兆预示着结直肠癌可能复发?

答: 除排便习惯改变、腹痛及消瘦等普通症状外,并没有特异性表现。

515 结直肠癌复发了该怎么办?

答: 及时就诊,明确复发的部位及数量,明确是否有手术的可能;如果不适合手术,可以进行化疗、放疗、靶向治疗或介入治疗等综合治疗。

516 结直肠癌术后吃中药可以降低复发率吗?

答: 目前尚无确切证据。

517 如何才能降低结直肠癌的复发率?

答:降低结直肠癌的复发率,关键还在于早发现,当然也包括术中完整地切除肿瘤,术后遵医嘱辅助治疗,治疗完成后定期复查等策略。

518 术后发生癌细胞扩散转移到淋巴, 我还有救吗?

答:肠癌转移到淋巴结是比较常见的,手术切除能够有效减少肿瘤的残留,配合术后辅助治疗是能够达到根治目的的。

519 结直肠癌术后提重物,伤口会 裂开吗?

答:术后应尽可能避免提重物,减少腹壁的张力。

520 结直肠癌术后可以正常生育吗?

答:结直肠癌术后是可以生育的。

第三节　结直肠癌的放化疗

521　什么是放疗？

答： 放疗也被称为放射治疗，是一种利用放射线治疗肿瘤的局部治疗方法。放疗和手术、化疗一起被认为是最重要的肿瘤治疗手段，很多类型的肿瘤经过放疗有望达到治愈，并且目前研究表明放疗能显著地提高部分肿瘤患者的生存率以及降低局部复发率。

522　结直肠癌放疗的副作用有哪些？

答： 由于放疗对直肠黏膜的损伤，容易引起急性放射性直肠炎，患者可出现排便次数增多，排便时肛周疼痛；同时还可使患者发生恶心、呕吐、出血、肠穿孔、膀胱炎、骨髓抑制等不良反应。

523　为什么结肠癌术后很少放疗？

答： 结肠不像直肠固定在盆腔当中，具有一定的活动性，周围毗邻脏器较多。

524 放疗之后患者真的浑身都是"辐射"吗？

答： 放疗的目的是最大限度地将放射剂量集中到病变区内，杀灭肿瘤细胞，使周围正常组织或器官少受或免受不必要的照射。放射线不会残留在体内，更不会使患者浑身都是"辐射"。

525 化疗是什么？

答： 化疗是化学药物治疗的简称，通过使用化疗药物杀灭癌细胞，达到治疗目的。化疗是目前治疗癌症最有效的手段之一，和手术、放疗一起并称癌症的三大治疗手段。对一些有全身播散倾向的肿瘤及已经转移的中晚期肿瘤，化疗是重要的治疗手段。

526 为什么要进行化疗？

答： 手术和放疗属于局部治疗，只对治疗部位的肿瘤有效，对于潜在的转移病灶（癌细胞实际已经发生转移，但因为目前技术手段的限制在临床上还不能发现和检测到）和已经发生临床转移的肿瘤就难以发挥有效治疗了。而化疗是一种全身治疗手段，无论采用什么途径给药（口服、静脉和体腔给药等），化疗药物都会随着血液循环遍布全身的绝大部分器官和组织。

527 结直肠癌有哪些常用的化疗方案?

答: 常用的几类方案包括: ①奥沙利铂 + 卡培他滨（XELOX）方案；②奥沙利铂 + 氟尿嘧啶（mFOLFOX6）方案；③伊立替康 + 氟尿嘧啶（FOLFIRI）方案；④卡培他滨单药方案。

528 结直肠癌术后是否一定要放疗?

答: 只有一些局部复发风险较高的直肠癌患者, 或者伴有远处转移的患者, 例如肺转移需要做立体定向放疗。

529 为什么有些人要先化疗再手术?

答: 一些局部晚期或者存在远处转移的肠癌患者可能处于无法手术的阶段, 比如肿瘤特别大或者和重要脏器挨得很近, 针对这一部分患者, 可以通过在术前给予患者放化疗等辅助治疗, 使肿瘤变小, 这样肿瘤更容易被切除, 并且有更好的预后。

530 结直肠癌术后什么时间可以开始化疗?

答: 术后, 如果身体情况恢复良好, 一般在术后 4 周左右开始化疗。

531 辅助化疗和新辅助化疗有什么区别？

答：术前新辅助化疗是对手术前的患者进行化疗，多用于以下情况，恶性肿瘤处于局部晚期，病灶比较大，或者与周围组织、大的血管、脏器等关系密切，所以就需要先行化疗，使肿瘤缩小至可切范围，这样易于手术操作，预后好。所以在术前的这种化疗就称之为术前新辅助化疗。

辅助化疗是对术后的患者进行化疗，使用化疗药物尽可能消灭残存的微小转移病灶，以减少肿瘤复发和转移的机会。

532 新辅助化疗什么时候开始进行？

答：在确诊肿瘤后，医生会制订治疗方案，如果病情适合新辅助化疗，则会给予适合的药物和化疗周期，待肿瘤缩小至可切除范围，即可手术。

533 新辅助化疗有哪些方案？

答：和常规结直肠癌的化疗方案类似。

534 新辅助化疗一般周期要多久？

答：一般需要接受 2~4 个周期的化疗，再进行评估，手术一般是在新辅助化疗结束后 4 周左右进行。

535 新辅助治疗与转化治疗有什么不同？

答：新辅助治疗：在术前进行全身化疗，使肿瘤缩小达到可切除的标准易于手术，改善预后。

转化治疗：通过化疗、放疗、靶向治疗、免疫治疗等将不可切除肿瘤转变为可以做到 R0 切除，有效地改善肿瘤预后。

536 做完手术和辅助化疗，但害怕复发，可以一直吃化疗药物吗？

答：抗肿瘤化学治疗药物均有不同程度的毒副作用，在杀死肿瘤细胞的同时，也杀伤正常组织的细胞，所以化疗药物需要严格按照剂量以及周期服用。

537 深静脉置管是什么？

答：深静脉置管指的是通过位置比较表浅的静脉，向深部的大静脉和中心静脉置入导管，可以用于监测用药、抽血化验、血液透析，以及长时间输血、输液、用药等。

538　深静脉置管有哪些种类?

答: 可分为锁骨下静脉穿刺置管术、颈内静脉穿刺置管术以及股静脉穿刺置管术，常用的还有经外周静脉穿刺的中心静脉导管（peripherally inserted central venous catheter，PICC）置管，常用置管部位包括贵要静脉、肘正中静脉和头静脉。

539　深静脉置管需要定期更换吗?

答: 需要的，一般为1~2周更换一次，以防止感染。

540　不同的深静脉置管如何选择?

答: 根据治疗需要、患者病情及血管变异情况，医护人员会进行最优选择，一般来说，化疗首选PICC置管。

541 深静脉置管可能出现哪些并发症?

答: 最严重的并发症是输液过程中出现空气栓塞,但发生率很低。其他的并发症包括感染、穿刺点出血、导管堵塞及静脉炎。

542 深静脉置管日常维护需要注意什么?

答: 保持局部清洁干燥,禁止随意揭开敷贴,可以穿着宽松衣物,更衣时勿牵拉拖拽导管,定期去医院对深静脉置管处进行换药。

543 深静脉置管发炎了,应该怎么办?

答: 如果深静脉置管处有红、肿、热、痛,或者全身发热等症状,不能除外深静脉置管感染发炎时,需及时到医院复诊,及时拔除或更换深静脉置管。

544 手背血管不能用来做化疗吗?

答: 深静脉置管是为保护患者的外周静脉,防止输注刺激性药物和高渗性或黏稠性药物对静脉造成的不可修复的损伤。如果需要长期化疗,还是不建议用手背血管。

545 化疗周期应该怎么计算？

答： 从注射或者口服化疗药物的第一天算起，推算下次接受化疗的时间，比如通常说的两周化疗，是指前一次接受用药至下一次实际接受用药的间隔时间。

546 化疗需要做几个疗程？

答： 化疗疗程根据病情而定，一般在术后半年内完成，比如肠癌化疗，一般需要 8 ~ 12 个疗程。

547 化疗过程中感觉特别痛，可以停止吗？

答： 一般来源于刺激性药物和高渗性或黏稠性药物对静脉的刺激，可以考虑进行深静脉置管等措施，实际情况需要和主诊大夫进行沟通。

548 全身化疗和局部化疗有什么不一样？

答： 全身化疗一般包括口服和静脉给药两种方式，其主要特点是药物经胃肠道吸收或静脉通道进入人体，能够到达各组织器官，肿瘤组织内的化疗药物浓度与其他组织没有显著的差别。

局部化疗包括肿瘤局部的动脉内注射、应用灌注设备来进行区域灌注及腔内注射等。局部化疗可提高肿瘤局部的药物浓度，充分发挥化疗药物的治疗效果，并减轻化疗药物的毒副作用。

549 腹腔灌注化疗是什么？

答：腹腔灌注化疗是将化疗药物与灌注液混合加热后，持续循环将这些药物在恒温下灌入患者腹腔内，并维持一段时间，通过温度的协同作用和灌注冲刷作用，有效地杀死并清除腹腔内的癌细胞和微小转移灶。

550 腹腔灌注化疗的原理是什么？

答：首先，化疗药物和大容量灌注冲刷作用，可有效地杀死并清除腹腔内残留的癌细胞和微小转移灶；其次，热效应可以增强化疗药物的穿透性，并促进门静脉系统吸收药物，从而更好地杀灭转移性的肿瘤细胞。

551 结直肠癌患者在什么情况下不适合做化疗？

答：化疗需要对患者的病情以及身体状态进行评估，如果患者身体弱或者伴有主要脏器功能不全，需要与主诊医生进行沟通，调整治疗方案。

552 结直肠癌化疗的副作用有哪些?

答: ①有些药物会引起手脚麻木,称为手足综合征; ②一些药物对造血系统有一定的影响,会引起白细胞和血小板减少,造成乏力等症状; ③一些药物会引起食欲减退、恶心、呕吐及腹痛等胃肠道反应。

553 放化疗掉头发,还能长回来吗?

答: 通常放化疗结束以后,头发会长出来的。

554 放化疗前应该做哪些准备工作?

答: 放化疗前及放化疗期间,均需要给身体提供优质蛋白等营养物质,做好足够的能量和营养储备,调整好身体状态,以增强对放化疗的承受能力。

555 放化疗前做什么可以尽可能地减少副作用的发生?

答: 放化疗最常见的副作用是消化系统反应,患者容易出现恶心、呕吐等一系列症状,因此可以多补充易于消化的食物,多进食新鲜蔬菜、水果。

556 化疗后经常牙龈出血是为什么？

答：一些药物对造血系统有一定的影响，会引起白细胞和血小板数量减少，使身体出血的风险上升。

557 化疗后为什么感觉没有力气？

答：部分化疗药物对骨髓等多个器官有一定的影响，会引起白细胞、血小板减少以及消化道不适，造成贫血以及身体乏力等症状。

558 放化疗会导致抵抗力变差吗？

答：部分治疗手段有骨髓抑制等副作用，会引起白细胞和血小板数量减少，而人体的免疫力很大一部分是由白细胞发挥作用，人体内白细胞减少后，会引起身体免疫力下降。

559 化疗期间需要多喝水吗？

答：多饮水可以增强人体代谢能力，对药物发挥作用是有正面影响的。

560 **结直肠癌的放化疗会导致不孕不育吗?**

答: 放化疗可能会导致患者短期内不适合进行生育, 如可能会引起男性精子活性差等情况, 接受放化疗后若有生育需求, 请进一步咨询就诊。

561 **有生育需求的人在结直肠癌放化疗结束多久可以备孕?**

答: 肠癌放化疗不可避免地对生殖器官会造成影响, 所以一般需要在放化疗后 1~2 年, 再开始备孕。

562 **放化疗期间的饮食需要注意什么?**

答: 均衡营养, 荤素搭配, 易于消化, 增加蛋白摄入, 适量补充微量元素、膳食纤维等, 保证每日新鲜蔬菜、水果以及坚果的摄入。

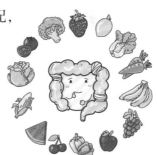

563 **承受不了放化疗, 还有什么治疗方法可以选择?**

答: 如果身体状态不是很好, 医生会根据实际情况选择肿瘤局部化疗或者肿瘤介入治疗等副作用相对较小的治疗方式。

564 我有肠息肉，听说肠癌都是息肉变的，我可以吃化疗药物或靶向药物治疗吗？

答：这种情况是不需要的，在肠镜下将息肉切除后规律复查即可，完全没有必要服用化疗药物和靶向药物。

第四节　结直肠癌的靶向治疗

565 什么是癌症的靶向治疗？

答：靶向治疗全称是分子靶向药物治疗，就是瞄准癌细胞上的分子靶点，实施"精确打击"，从而杀伤癌细胞的独特治疗方式。癌细胞的分子靶点是指在分子水平对癌细胞生存繁衍起重要作用的特定蛋白分子、基因或通路。靶向药物就是针对这些靶点，对肿瘤细胞本身或其诱导的微环境进行特异性干预，使癌细胞死亡或失去功能。

566 结直肠癌靶向治疗会有副作用吗？

答：常见的副作用有皮疹、腹泻、恶心等，此外，还有高血压、蛋白尿、出血、血栓形成等。

567 已获批的结直肠癌靶向药物有哪些?

答：目前在临床广泛使用的结直肠癌靶向药物有西妥昔单抗、贝伐珠单抗、帕尼单抗、瑞戈非尼等。

568 结直肠癌的靶向药物选择有何不同?

答：针对不同的肿瘤分期、基因表达情况、治疗反应，需要进行个体化的选择，并配合常规化疗药物。

569 结直肠癌患者在使用靶向药物前应该注意哪些问题?

答：需要完善相关的基因检测，明确肿瘤的基因表达情况，有针对性地选择药物进行治疗。

570 同样的靶向药物，在不同的人身上为何效果不一样?

答：这就体现了肿瘤细胞的异质性，同样的病情使用同样的药物可能有着完全不同的疗效，因此个体化用药和及时调整用药非常关键。

571 结直肠癌患者在什么情况下适合进行靶向治疗？

答：目前主要用于伴有转移的晚期患者，以及常规放化疗无效的患者。

572 什么是结直肠癌的免疫治疗？

答：肿瘤免疫治疗是一种新型的癌症治疗方法，它并不是直接攻击肿瘤细胞，而是通过激活人体自己的免疫系统攻击肿瘤细胞。

573 免疫药物有哪些？

答：免疫药物有伊匹单抗、帕博利珠单抗、纳武利尤单抗、阿特朱单抗、阿维利尤单抗等。

574 结直肠癌的免疫治疗适用于哪些患者？

答：目前 dMMR 分型的结直肠癌患者可以从免疫治疗中获益。

575　结直肠癌免疫治疗副作用大吗?

答: 免疫治疗可引起内分泌异常、消化道功能异常及肺炎等。

576　结直肠癌患者可以采用质子治疗吗?

答: 质子治疗的适应证目前还在探索中，通常用于常规治疗无效以及晚期或复发的患者。

577　结直肠癌的常见基因靶点有哪些?

答: 如 *VEGF*、*VEGFR*、*EGFR*、*PD-1*、*CTLA-4*、*BRAF*、*NTRK* 以及 *RAS*。

第七章 结直肠癌的护理

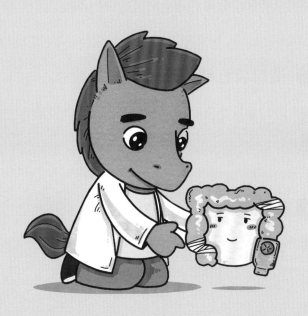

第一节　结直肠癌患者排便护理

578　结直肠癌患者造口术后排便习惯如何养成？

答： 疾病的治疗需要尊重科学，排便的位置是由医生和造口治疗师共同选择的，既要便于患者观察造口情况和自我护理，便于造口产品的使用，也要尊重患者的生活习惯。刚开始患者觉得不习惯多是由于不熟悉造口护理操作，熟练掌握这项技术后就会习惯造口的存在了。

579　造口袋有哪些不同类型？

答： 造口袋种类众多，可分为一件式造口袋和两件式造口袋。

580　如何选择合适的造口袋？

答： 由于每位患者的自身情况及个人需求不同，可在造口治疗师指导下选择适合的造口袋。

581　造口袋总是胀袋，怎么办？

答： 可选择带有排气功能的造口袋。

582 造口患者还能正常洗澡吗?

答: 可以, 建议淋浴, 洗澡时要注意水温不宜过高, 以免烫伤肠黏膜, 建议选择不含酒精和香精、中性温和的沐浴用品, 避免用喷头直接冲洗造口。

583 造口袋使用中应注意什么?

答: 造口袋是用来收集排泄物的, 有多种样式和功能。使用过程中要注意安装造口底盘是否牢固, 锁扣是否锁紧; 开口袋下方的开口是否夹闭; 另外造口袋的容量有限, 1/3 满的时候就要倒掉排泄物, 否则易坠落。

584 更换造口袋时, 应该怎么做?

答: (1) 去除造口袋: 将底盘连同造口袋一同去除, 撕离时要一手按着皮肤, 另一手由上而下撕除造口袋。若底盘黏性很大, 可使用黏胶去除剂。不可强硬用力撕除底盘, 以免损伤造口周围皮肤。

(2) 清洗造口及造口周围皮肤: 使用不含刺激性成分的湿纸巾或温水由外向内清洗造口及造口周围皮肤。观察造口的颜色及造口周围皮肤情况, 如有异常做好记录, 保留图片。

(3) 保护造口周围皮肤, 剪裁粘贴造口袋: ①将造口护肤粉均匀地撒在造口周围皮肤上，用棉签涂抹均匀并掸去多余护肤粉。②将皮肤保护膜由内向外、顺时针、均匀地涂抹在造口周围皮肤上，涂抹范围需大于底盘粘贴范围。③若造口周围皮肤有褶皱或凹陷，应使用可塑贴环或防漏膏填平凹陷处。④裁剪。测量造口根部大小，根据测量的造口根部大小在底盘上标下记号，用剪刀沿记号裁剪合适的造口底盘（底盘应比造口根部大 1~2mm，不可过大或过小）。⑤粘贴。将底盘保护纸撕下，内圈对准造口，由下而上粘贴，轻压内侧底盘，再由内侧向外侧加压，使造口底盘能紧贴在皮肤上。封闭好造口袋下端出口。⑥检查。轻拉造口袋，360°检验造口袋佩戴是否牢固。⑦用手捂住造口 10~15 分钟后再活动，以增加底盘牢固性。

（4）整理物品，开窗通风。垃圾分类处理。

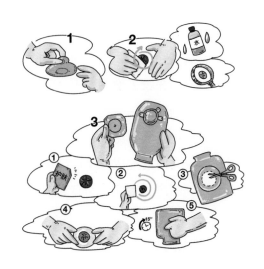

585 做了人造肛门，饮食上应注意什么？

答：饮食无须忌口。术后初期，按医生要求进食即可。随着身体的恢复，如果没有特殊情况（如糖尿病或高血压等），可以根据自己体质、习惯、喜好，均衡饮食就好。如果您做的是回肠造口，请注意补充足够的液体，每日饮水量最好在2 000～3 000ml，同时控制高纤维食物（如坚果、壳类、芹菜等）摄入，以防阻塞造口。生活中难免遇到排便的一些问题，调整饮食可能有一定的帮助。

（1）腹泻：避免果汁、绿豆以及富含粗纤维的水果，可选用香蕉、苹果酱、花生酱、米饭、煮沸过的牛奶，有助于硬化粪便。

（2）便秘：可能由于进食水分少、使用了错误的灌肠方法、精神紧张或有既往便秘史等因素造成。可以多进食流质饮食，尤其是果汁，必要时可听从医生指导使用药物辅助通便。

（3）臭味和胀气：进食时放松心情，细嚼慢咽，减少食用产生异味或产气的食物。例如：蛋、鱼、乳酪类、豆类、洋葱、芦蒿、甘蓝菜、萝卜、啤酒等。

586 人造肛门周围皮肤发红、发痒是正常的吗？

答：不是正常现象，建议及时到造口门诊就诊。

587 人造肛门回缩、出血、化脓应该怎么办？

答：建议及时到造口门诊就诊。

第二节　结直肠癌患者伤口护理

588 如果出现造口出血，该怎么办？

答：造口黏膜表面有丰富的毛细血管，若在擦洗时过度用力，易使毛细血管受损，而导致轻微出血。此时应避免刺激造口，用清洁湿纸巾盖上造口，并用手指轻按一会儿，出血便会停止。如果有血从造口内部流出，而造口又有不寻常表现时，则应找造口治疗师检查。

589 如果出现造口缺血坏死，该怎么办？

答：根据患者造口坏死程度不同，在医生和造口治疗师指导下治疗。

590 如果出现造口脱垂，该怎么办？

答：建议及时到医院就诊，寻求医生和造口治疗师的帮助。

591 如果出现切口感染，该怎么办？

答：建议及时到医院就诊，寻求医生帮助。

592 实现保肛，但功能受损的结直肠癌患者，应该如何护理？

答：建议患者每日练习提肛运动。

593 保肛手术后，患者饮食需要注意什么？

答：合理安排饮食，选择多种多样的食物，尽量每天食用足量的水果和蔬菜；根据患者患病部位选择食物；每次购物时，都选择一种新的水果、蔬菜、低脂食物或全麦食物；限制红肉的摄入，每周不超过4次，每次食用50~80g；增加鱼、鸡、鸭、豆制品等优质蛋白质的摄入；避免腌制、烟熏及油炸食物；选择低脂奶和奶制品；注意饮食卫生；如果饮酒，需经主治医生或营养师的同意。如果已超重，可考虑降低热量和增加活动量来减轻体重。

594 放疗后，要怎么保护被照射区域的皮肤？

答：放疗后，治疗范围内的皮肤会变红和疼痛，这和晒太阳后的皮肤反应一样，这种现象可能在几次治疗后才出现。若皮肤反应严重，可能需要暂停治疗，待皮肤复原后再继续放疗。

595 放疗后，能使用剃须膏和脱毛膏吗?

答: 对于放疗的部位，最好不要使用剃须膏或脱毛膏。放疗后皮肤会变得敏感、脆弱，此时使用剃须膏或脱毛膏，可能会造成皮肤过敏、损坏、发炎等，从而影响治疗。

596 放疗后，洗澡的水温要控制吗?

答: 每次放疗结束后可以洗澡，但水温不宜过热和过冷。此外，需要注意对靶区画线的保护，如果画线变浅，需要及时找医生进行补画，如果画线被洗掉，需要重新进行定位。

597 放疗后，可以出去晒太阳吗?

答: 每次放疗结束后，对于放疗部位的皮肤，需要进行保护，3 个月内尽量穿棉质的衣服，避免阳光照射。

第三节　结直肠癌患者并发症护理

598　结直肠癌术后常出现的并发症有哪些？

答：在术后的早期（通常为术后 2 周内），常见的并发症主要有吻合口漏、吻合口出血、腹腔/盆腔出血，切口裂开、切口感染、腹腔/盆腔感染、坠积性肺炎等；在术后的更长时间，常见的并发症主要有控便能力下降、吻合口狭窄、粘连性肠梗阻、腹内疝、排尿功能障碍、性功能障碍、肠漏等，如果有造口，还可能出现造口脱垂、内陷、坏死、出血、造口旁疝等并发症。一旦出现上述并发症，需要及时就医进行处理。

599　为什么需要进行肺部功能锻炼？

答：手术时患者处于麻醉状态，无法自主呼吸，需要使用呼吸机进行辅助呼吸，此时如果患者肺功能较差，氧气在肺内交换不充足，或可以进行气体交换的肺泡数量不足，就会造成患者缺氧，严重时甚至会危及生命。术前进行肺功能锻炼可以有效降低上述风险。

600　怎样进行肺部功能锻炼？

答：肺功能可以通过快走、慢跑、爬山、游泳等方式进行锻炼，对于准备手术的患者，可以通过吹气球、缩唇呼吸等进行锻炼。吹气球的具体方法为：将一个大小适中的新气球连续吹起 3~5 次，然后休息 1 个小时，再次进行锻炼，根据患者的体能情况制订锻炼次数，如果出现头晕、胸闷等症状，需要减少吹起次数，或延长休息时间。缩唇呼吸的具体方法为：用鼻吸气，缩唇呼气，尽量做到深吸慢呼，吸气呼气时间长度控制在 1 : 2 到 1 : 3，每次锻炼 10~20 分钟，每天锻炼 2~3 次。

601 腹部有伤口，想要咳嗽时应该怎么做？

答：建议戴腹带，咳嗽时用手按压保护伤口，减轻腹压增高带来的伤口疼痛。

602 结肠癌术后辅助化疗，常见的不良反应有哪些？

答：化疗期间常见的不良反应主要有：恶心、呕吐等胃肠道反应；红细胞、白细胞、血小板数量降低等血液毒性反应；肝脏、肾脏功能受损；手脚麻木、发胀等周围神经毒性反应；脱发、皮疹等皮肤毒性反应；心律失常、心前区不适等心脏毒性反应，以及体力下降、性功能改变等。

603 化疗期间，患者吃什么能减轻副作用?

答: 化疗期间，患者可以选择低脂肪、高蛋白、富含维生素、易消化的食物，比如鸡肉、鱼肉、蔬菜、水果等，如果治疗期间胃口欠佳，可以适当进食少量的开胃食品，如山楂、果丹皮等，可适当运动，以促进肠道蠕动，提高食欲。避免进食过甜、过油的食物，可以饮用清淡的饮料。适当增加饮水量，不但可以弥补腹泻、呕吐带来的水分丢失，还可将体内的代谢产物尽快排出，减少对肾脏的毒性。如果副作用较为严重，可能需要应用药物来对症处理，或调整化疗药物的剂量和方案。

604 化疗时，没有食欲、恶心怎么办?

答: 没有食欲的时候可以采取以下方法缓解:

（1）餐前适当运动:在进餐前可让患者做适当的运动，进食少量的开胃食品，如山楂、果丹皮等。适当的运动会促进新陈代谢，促进肠道蠕动，提高食欲。

（2）有胃口的时候尽量多吃，选用自己喜欢的食物来刺激食欲。

（3）进食高热量的食物:少食多餐，化疗前不宜进食过饱，避免油炸食品，多食蔬菜水果，多吃高热量的食品，如牛奶、豆腐、鱼等。

（4）不要用勉强吃、勉强喝的办法来压住恶心和呕吐，远离有油烟味或异味的地方，入睡时应选择侧卧姿势，以免呕吐时误吸入气管，避免太甜或太油腻的食物，可饮用清淡、冰冷的饮料，食用酸味、咸味较强的食物来减轻症状。

605 应该如何应对化疗的脱发问题?

答: 患者不应有过重的心理负担，因为脱发是化疗后很常见的副作用，在停药后头发会自行长出，而且会比以前更加浓密，可在化疗前将头发剪短或剃光，佩戴适合自己的假发或头巾。头部的日常护理方法如下。

（1）按摩头皮：经常按摩头皮，可以促进毛发生长。

（2）保护头皮：在发生脱发时或脱发后，头皮最容易受到损伤，因此要加强对头皮的保护。一般可以尽量避免太热或太冷的天气外出，在外出时戴帽子或围头巾，防止头皮被阳光暴晒或吹冷空气，以保护头皮。

（3）养护头发：应使用含蛋白质的软性洗发剂，低温吹头发，不要染发或烫发，以更好地养护头发。

606 化疗后，居家护理注意事项有哪些?

答:（1）保持良好的心态。化疗时间较长，不良反应会让患者产生心理波动，此时需要家人给予患者信心和鼓励，减轻患者的负面情绪。

（2）预防呼吸道感染。化疗时身体功能较差，容易发生各种感染，要注意随天气变化增减衣物，保持周围环境清洁。

（3）尽量选择低脂肪、高蛋白、富含维生素和易消化的食物，比如鸡肉、鱼肉、蔬菜、水果等。

（4）化疗期间，部分患者可能会带有中心静脉置管，需要注意保护，并定期到医院进行护理。

（5）注意休息，劳逸结合。患者治疗期间需要多休息，适当进行运动、锻炼，但要注意自己的体能。

（6）定期复查。定期进行血液化验，了解目前的身体状况。

607 吃靶向药物，会有副作用吗？

答：与化疗药物常见的血象降低、胃肠道反应等副作用不同，靶向药物常见的副作用为皮肤反应、腹泻、心脏毒性、出血、高血压等。严重不良反应包括间质性肺病等。

第八章　结直肠癌的健康管理

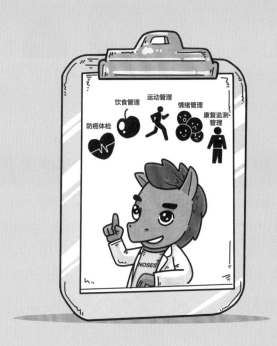

第一节　防癌体检

608　什么叫防癌体检？

答：癌症不可怕，但是晚期癌症很可怕。因此，我们需要谨防晚期癌症的发生，做到早筛查、早诊断、早治疗。如何早期发现癌症呢？这就需要进行防癌体检。防癌体检是专门针对癌症的体检项目。通过体检发现身体内是否有癌症的发生。

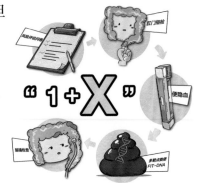

609　国家对防癌体检有什么规定或要求？

答：国家于 2017 年出台了由专家撰写的《防癌体检规范专家共识》，明确了处于国内恶性肿瘤发病率前 6 位癌症的相关体检规范，包括肺癌、肝癌、胃癌、食管癌、结直肠癌及乳腺癌。《防癌体检规范专家共识》对防癌高风险人群进行了界定，并表明对符合年龄标准的癌症高风险人群应采用有效的癌症检查手段。同时指出防癌体检需要长期进行，不同癌症高风险人群的体检间隔是不一样的，应根据体检发现问题的严重程度确定后期检查的时间间隔。

610 有指定的体检机构、体检中心或体检门诊吗？

答： 各单位及社区均有指定的体检机构、体检中心或体检门诊，也可以到各级医院咨询防癌体检中心及流程。

611 防癌体检覆盖结直肠癌吗？

答： 覆盖结直肠癌。我国出台的《防癌体检规范专家共识》明确了处于国内恶性肿瘤发病率前 6 位癌症及相关体检规范，其中包括结直肠癌。当然，常规的体检项目不一定包括结肠镜检查，如果属于肠癌高危人群，则应该接受结肠镜检查。

612 防癌体检一定要填写调查问卷吗？

答： 一般来说，防癌体检中心会针对癌症发生的相关影响因素进行问卷调查，例如是否吸烟、是否饮酒、既往疾病史等，以便在体检后，根据癌症相关危险因素给予预防及治疗建议。

613 健康调查问卷对结直肠癌筛查有什么作用?

答: 通过健康调查问卷,医生可以了解到您的既往病史、饮食喜好等情况,可大致计算出患结直肠癌的风险,并有针对性地向您提出有关预防结直肠癌发生的方法。

614 高风险人群有明确的体检方案吗?

答: 针对高风险人群,建议适当增加体检的频率及内容,甚至会建议一级亲属也进行相应的体检。

615 80 岁以上的人群还需要防癌体检吗?

答: 老年人同样可能患有结直肠癌等癌症,因此 80 岁以上的人群同样需要进行防癌体检。

616 有癌胚抗原(CEA)等肿瘤标志物升高的人群,建议做哪种防癌体检?

答: 通常需要做胃肠镜、腹部超声或者 CT 检查,具体情况需要征询医生的建议。

617 签署知情同意书时，作为患者而言需要特别留意什么内容？

答：患者应该留意这些检查或治疗项目的风险有哪些，是否可以承担这些风险。

618 知情同意书有什么作用？

答：知情同意书告知了患者进行某项检查或治疗时可能出现的不良反应，这些不良反应有些很轻，有些却很重，甚至危及生命。所以患者需要仔细阅读，并理解相应的风险。

619 防癌体检的合理间隔时间是多久？

答：防癌体检的时间间隔与体检项目、体检人群有关。一般单位和社区组织的体检以一年一次和两年一次居多。有结直肠癌的高危因素的人群，应适当增加体检频率。

620 高风险人群与一般风险人群的体检间隔时间有区别吗？

答：有区别，建议高风险人群增加体检频率。

621 **我该怎么看体检报告单？**

答：主要看体检报告上的异常值，并咨询医生。

622 **我该怎么看肠镜病理单？**

答：首先看是否有肿物，然后看肿物的数量和病理性质，建议咨询医生进行下一步的诊疗。

第二节 结直肠癌的饮食管理

623 **结直肠癌患者的饮食管理要遵循什么原则？**

答：由于手术、放化疗及粘连等因素的影响，结直肠癌患者往往存在腹泻、便秘、腹胀等症状，需要遵循少吃多餐、细嚼慢咽、循序渐进、保持营养、合理搭配、避免刺激的原则。

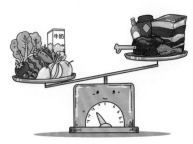

624 为什么结直肠癌患者要格外注意饮食？

答：结直肠癌发生在肠道，而肠道是食物经过的地方，长期不良的饮食习惯会刺激肠黏膜上皮肿瘤的发生。有研究显示，70%～90%的结直肠癌与饮食因素相关，大量移民流行病学和病因学研究认为，东西方结直肠癌发病率的差异主要源于饮食营养因素。因此我们需要格外注意饮食。

625 适合结直肠癌患者的饮食结构是怎样的？

答：建议患者减少红肉及肉制品的摄入，增加瓜果蔬菜的摄入，减少乙醇的摄入，增加牛奶、维生素及微量营养物质的摄入。

626 结直肠癌患者能吃辛辣的食物吗？

答：可以吃，但是对胃肠道有一定刺激，建议少食用。

627 结直肠癌患者能吃滚烫的食物吗？

答：温度较高的食物对食管有着不良的刺激，不建议食用过烫食物。

628 结直肠癌患者能吃油炸的食物吗?

答: 建议少吃或者不吃。

629 结直肠癌患者能吃腌制的食物吗?

答: 建议少吃或者不吃。

630 结直肠癌患者能吃海鲜吗?

答: 可以吃。

631 结直肠癌患者能吃糯米等难消化的食物吗?

答: 建议少吃或者不吃。

632 不适宜结直肠癌患者的食物有哪些?

答: 红肉以及加工的肉制品、腌制、熏制以及烧烤类食品。

633 结直肠癌患者应该如何补充营养？

答：适量均衡地补充营养，增加纤维素、牛奶、维生素及微量营养物质的摄入。

634 结直肠癌患者有必要多吃保健品吗？

答：没有必要，过多的保健品会增加肠道负荷。均衡的营养结构更有利于肠道健康。

635 结直肠癌患者经常食欲减退，应该怎么办？

答：可适量增加运动、改良膳食结构、服用促进消化的药物。

636 结直肠癌患者的肠胃功能比较脆弱，可以用中药进行调理吗？

答：可以，需要在中医科医生指导下进行调整。

637 哪些药膳或中药可以防癌抗癌？

答：目前尚无明确可以防癌抗癌的药膳或中药材，不建议盲目迷信药膳的作用。

638 有没有可以降低治疗副作用的药物
或者食物?

答: 在治疗过程中,可以通过饮食结构的调整,减少胃肠功能紊乱以及骨髓抑制的副作用,但是需要合理配伍,并在医师(营养师)指导下进行食用。

639 术前要增强体质,饮食方面要
注意什么?

答: 术前饮食建议充分摄入新鲜蔬菜水果、肉类以及谷物,增加优质蛋白、维生素、微量元素及膳食纤维的摄入。

640 吃蛋白粉能增强结直肠癌患者的
体质吗?

答: 对于蛋白质摄入不足的患者可以酌情补充。

641 术后食欲减退时,可以吃
开胃助消化的药物吗?

答: 可以。

642 术后出现恶心、呕吐的时候，
怎么调整饮食？

　　答：建议少食多餐，少吃油腻的食物，多吃易消化的食物。

643 术后出现腹泻的时候，怎么调整饮食？

　　答：结直肠癌患者术后肠道功能未完全恢复，无法消化吸收食物，因此应减少对胃肠道的刺激，饮食方面应少吃多餐，进食温和的食物（稀粥、面条等），必要时补充肠外营养。

644 术后出现大便不通，怎么调整饮食？

　　答：若术后可进食期间出现大便不通，需要根据具体病因进行处理，饮食方面可以增加膳食纤维和水。

645 术后出现口腔溃疡，怎么调整饮食？

　　答：若术后可进食期间出现口腔溃疡，可以多吃蔬菜水果，并补充维生素和微量元素。

646 术后出现口干，怎么调整饮食？

答： 需要判定是否存在液体不足的情况，能进食时，可适当增加经口饮水的量。

647 术后进食不足，该如何补充营养？

答： 术后经口进食量需要逐步增加，如果因胃肠功能不佳或者食欲减退，出现进食不足的情况，可以联合静脉营养输注，逐渐改善患者的营养状况。待经口进食量足够之后，再停止静脉营养输注。在进食初期，建议以流质饮食为主，多补充优质蛋白质，包括医学营养制剂等。另外可以对症给予促进消化的药物，比如莫沙必利等，逐渐过渡至半流质饮食以及普通饮食。

648 术后饮食方面有什么原则？

答： 术后饮食要由少到多、由稀到干进行过渡，避免辛辣刺激性食物，禁烟禁酒，切忌大吃大喝。术后饮食的关键是补充充足的优质蛋白，比如鱼、虾、肉，但烹饪的过程中一定要少盐少油。对于一部分营养状态仍不佳的患者，建议补充一些医学营养制剂，这些制剂具有相对均衡的营养膳食结构，以及很好的蛋白质、氨基酸、维生素、矿物质配比，一般需要补充 2~3 个月。

649　结直肠癌患者要特别注意补充水和流质饮食吗?

答:结直肠癌患者在治疗过程中,并不需要特意补充水和流质饮食,如果患者出现长时间腹泻,或身体水分流失过多,可以多补充一些含水量大的流质饮食,比如鸡汤、粥、面条等。如果患者的消化和吸收功能都比较正常,适量饮水即可。

650　结直肠癌患者的饮食成分偏重于哪些?

答:在碳水化合物的基础上,逐步加入蛋白类食物,刚恢复饮食的时候,可以给予稀藕粉、果汁、米汤,蛋花汤等,随着消化功能的恢复,饮食应逐步过渡为流质饮食—半流质饮食—细软食物(流质饮食:肠内营养制剂为主;半流质饮食:粥、羹、糊等;细软食物:面条等)。采用低渣少渣的食材,补充一些蔬菜、水果以及粗粮,避免粪便干结。

651　多喝滋补汤有助于结直肠癌患者的肠功能恢复吗?

答:滋补汤是在中医理论指导下,将中药与某些具有药用价值的食物相配伍,制作而成的食物。对于一部分患者，滋补汤有助于纠正营养不良，改善胃肠道不适症状，加快患者恢复。但是滋补汤并不适用于所有患者，过多食用，可能会加重术后患者胃肠道负担。并且，肉类营养也不能完全溶解在汤里，所以不能盲目进食过多滋补汤。

652 术后吃什么能让结直肠癌患者恢复得快？

答：术后要从流质饮食、半流质饮食开始，如粥、面条、面汤。多吃富含蛋白质的食物，比如虾、瘦肉、鱼等。在饮食的选择上，宜清淡、细软、易消化吸收。术后还需要多食用水果蔬菜，补充维生素、微量元素以及矿物质。

653 术后要补益气血，恢复元气，要怎么食疗进补？

答：食疗是按四气五味等理论来使用食物调整身体状态，建议大家在治疗期间，定期向营养师咨询，制订个体化的营养和饮食方案。食疗中常用的食物（芦笋、香菇、苦瓜、黄瓜、南瓜、玉米、绿豆、荸荠、菱角、龙眼、胡萝卜、白菜、扁豆）以及搭配的药材（百合、黄芪、银耳、桑椹、鱼腥草、芡实、人参、灵芝、枸杞）需要在营养师的指导下进行烹饪。

654 怎么通过调整饮食结构和起居提高免疫力？

答： 保证每天均衡摄取的食物种类，包括全谷根茎类、豆蛋鱼肉类、油脂与坚果类、蔬菜类、水果类及奶类，保证食物的多样化，以摄取多元化的营养。同时，运动也是提高身体免疫力的好方法，日常要坚持每天至少半个小时的运动，可以选择长跑、散步、做操，避免激烈、对抗性的运动形式。

655 结直肠癌患者正常一日三餐就可以，还是少吃多餐比较好？

答： 结直肠癌患者在术后恢复期应尽量做到少食多餐、加强营养，尽量摄入高蛋白、低脂肪、易消化的食物，避免辛辣刺激性食物。恢复期之后，可以根据自身情况，恢复一日三餐的习惯，并根据营养状态、排便情况和消化能力酌情调整。

656 进食时要不要更加注意细嚼慢吞？

答： 细嚼慢吞可以帮助患者更好地消化食物，特别是消化功能不佳时，要注意将食物嚼烂后再吞咽，并且应选择易消化食物，尽量避免难以消化的食物。

657 **结直肠癌患者也要随着时令变换饮食吗?**

答:从营养学和生理学的角度,结直肠癌术后,患者不需要随着时令变换饮食,但可以随着时令的变化,多吃一些季节性的蔬菜和水果。

658 **不同体质的结直肠癌患者,饮食策略也有所不同吗?**

答:体质是中医理论的范畴,不同体质的患者可根据中医辨证理论,在医生和营养师的指导下调整饮食,例如气虚体质的患者可以采用补中益气的饮食方案,比如增加粳米、牛肉、鸡肉、红枣、山药、燕窝、黄芪、糯米、南瓜等食物来滋补身体。

659 **结直肠癌患者的家庭饮食需要注意什么?**

答:总体来说,家庭饮食应避免摄入冷热、辛辣、强酸等刺激性较强的食物,增加纤维素的摄取,应避免高脂肪膳食的摄入,注重粗粮、新鲜蔬菜和水果的摄入。

660 结直肠癌患者与家庭成员要分开碗筷就餐吗？

答： 结直肠癌与是否分餐没有必然联系。虽然肿瘤不会经口传播，但是幽门螺杆菌可以通过碗筷、饭菜进行传播，幽门螺杆菌感染是国际公认的胃癌Ⅰ类致癌因子。中国幽门螺杆菌感染率高达 40%~60%，中国 64.6% 的家庭至少有一位家庭成员有幽门螺杆菌感染。幽门螺杆菌防治应该以家庭为单位进行，家庭成员的碗筷分开是很好的生活习惯，值得提倡。

第三节　结直肠癌的运动管理

661 结直肠癌患者围手术期的运动应该注意什么？

答： 建议每天进行适当强度的运动，比如健步走这类不激烈、无对抗的运动，每次运动的时间应大于 10 分钟，每天运动时长应达到 30 分钟，尽量减少久坐，比如看电视，经常进行站立、伸展运动、步行等短暂的放松休息。

662 手术住院期间应该如何适量运动？

答：肠癌患者术后定期下床运动可加快血液循环，促进胃肠蠕动，提高免疫力。一般来说，术后第一天即可下床走动，根据疼痛感和体力随时调整运动量。

663 术后早期下床运动应该遵循哪些原则及方法？

答：循序渐进：根据患者的病情和耐受程度，逐渐增加活动量和活动时间。当患者出现心慌、头晕、大汗等不适时，要马上躺下休息。

按步骤走：先在床上靠着床坐 3~5 分钟，在床边坐 3~5 分钟，在床边站 3~5 分钟；这三步做完了没有不适就可慢慢沿着床活动，慢慢出病房活动。

注意事项：第一次下床一定要在医护人员指导下进行；活动中要注意保护各种管路，避免牵拉；出现头晕、心慌、大汗等情况应该立即停止活动。

664 有哪些适合结直肠癌患者的运动方式？

答：肠癌患者应合理地锻炼身体，可以做一些运动量较小、节奏可控、较为放松、循序渐进的有氧运动，例如散步、慢跑、瑜伽、太极拳等。这类运动对心理的放松和舒展也有很大的帮助。一般来说，出院 1 个月左右的患者，可以进行散步、仰卧起坐等运动。

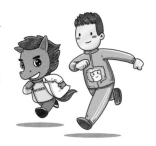

665 结直肠癌患者术后可以去跳广场舞或打太极拳吗？

答： 跳广场舞或打太极拳是很好的有氧运动方式，在术后 1 个月左右，可以每天参与。

666 结直肠癌患者术后可以坐飞机吗？

答： 大部分结直肠癌术后患者是可以坐飞机的，但是需要根据每个人的身体情况和手术伤口恢复的情况来具体确定，术后短期（1~2 周）不建议乘坐飞机。

667 结直肠癌患者康复后可以参加马拉松比赛吗？

答： 适量的运动可以增强患者的身体素质，提高免疫力，但是超过身体负荷的运动会有潜在的风险。马拉松是一种高能耗的运动，会加重身体的负担，因此不建议参加像马拉松这样的剧烈运动。

668 结直肠癌患者康复后可以爬山吗？

答：结直肠癌患者术后，在身体恢复良好，肺活量和体质允许的情况下是可以爬山的，但是要根据每个人的身体恢复情况来具体确定，不建议攀登海拔较高的山脉。

669 结直肠癌患者康复后可以潜水吗？

答：如果患者恢复良好，是可以进行潜水的，需要在充分评估和专业人员的指导下进行。

第四节　结直肠癌的情绪管理

670 情绪的变动会影响结直肠癌患者的治疗和康复吗？

答：会的，保持良好的心态是恢复身体健康的关键因素。因为情绪的变化不仅会影响免疫系统的功能，还会给胃肠道功能带来影响，在治疗和康复过程中，要及时调整自身的情绪状态。

671 哪些情绪对结直肠癌患者影响较大？

答：不良的情绪对结直肠癌患者影响较大，包括持续性恐惧、沮丧、焦虑、忧郁、低落、波动、紧张、多疑等。

672 什么样的情绪和心态会影响结直肠癌患者的康复？

答：首先是消极情绪，表现为悲观、失望、郁郁寡欢，对于生活没有期待。医护人员和家属可通过讲一些成功的案例，鼓励患者要有积极向上的心态。其次是恐惧心态，肠癌患者还会表现出恐惧手术等治疗的心态，也会产生绝望、牵挂亲人、幻想自己快要离开的心态。这时要鼓励患者积极地接受治疗，不要耽误病情，告诉患者心理情绪对于疾病的影响。

673 结直肠癌患者如何管理自己的情绪？

答：首先正确看待疾病，解决问题，而非发泄情绪；其次，需要积极配合医生的治疗，即使疾病有所反复，也需要树立积极的情绪。总之，肿瘤的治疗是一个漫长又曲折的过程，需要患者和家属树立坚定的信念，保持良好的情绪，才能战胜疾病。

674 结直肠癌患者担心自己的病情恶化，应该怎么做？

答：树立信心，加强沟通，消除疑虑。鼓励患者科学规范地接受治疗，用客观检查依据作为佐证，多了解成功案例，避免盲目检索网络上不可信的各类所谓的治疗经验。

675 家属应该避免哪些言行举止刺激到结直肠癌患者？

答：家属心情的好坏能直接影响患者的情绪，因此，做好患者的心理护理与家属的配合是分不开的。患者由于被病痛折磨，常将急躁情绪发泄到家人身上，而家人的辛苦和委屈又得不到患者的认可，这导致双方极易产生心理不平衡，对患者失去耐心，因此家属需要及时调整情绪，不要向患者表现出烦躁和不满情绪，应与医护人员配合，稳定患者的情绪，使患者早日康复。

676 家属能做些什么帮助结直肠癌患者管理情绪？

答：帮助患者保持积极向上的心态，鼓励患者等对患者的治疗有一定的帮助。对患者的真实病情注意适度保密，尤其是对老年人及缺乏医学常识的人，以免患者过于紧张和恐惧，影响康复。对消极绝望的患者，给予他们精神安慰，家属可以给患者讲一些自己熟知的成功案例，鼓励患者要有积极向上的心态，使患者树立信心，在精神上得到鼓励，在治疗上看到希望。家属要告知患者积极配合医生进行治疗，这样病情才能尽快好转，如果一直消沉的话，病情只会越来越严重。

677 结直肠癌患者如果出现心理问题，怎么寻求心理咨询师的帮助？

答：对于在治疗或康复期间出现心理问题的结直肠癌患者，适当的心理干预是非常必要的，也有助于疾病的康复，此类患者可以去专业的精神卫生中心向心理咨询师寻求咨询、评估及相关治疗。

第五节 结直肠癌的康复监测管理

678 康复出院后，日常需注意监测的事项有哪些？

答：出院之后需要监测体重变化，以评估营养状态，如果患有一些慢性疾病（糖尿病、高血压、心脏病等）还需要监测血糖、血压等指标，另外还需要记录日常排便、睡眠及起居情况。

679 康复出院了还要定期复诊吗？多久复诊一次？

答： 对于结肠癌而言，复发的概率为 30%~50%，所以为了早期发现结肠癌术后复发以及转移，定期复查是很有必要的。一般推荐治疗结束后第一年每隔 3 个月复查一次，第 2~5 年每 3~6 个月复查一次，而 5 年以后可每隔一年左右复查一次，直至终身。

680 有哪些监测结直肠癌复发的手段？

答： 监测手段包括血液化验（血常规、生化系列、肿瘤标志物）、粪便隐血试验、肛门指检、肠镜检查，以及 CT 或 MRI 等影像学检查，PET/CT 不作为常规监测项目。

681 如果不方便到医院，有什么方法可以居家采样监测？

答： 建议有条件的遵医嘱定期复查，对于不方便到医院的可以采取一定的居家监测方法，可以记录患者的排便习惯、大便颜色和大便形状；也可进行居家的粪便隐血自测，但是这些都不能够完全替代医院就诊。

682　肿瘤标志物对监测复发有用吗？

答：肿瘤标志物具有一定的特异度和灵敏度，可以通过检查血液中的肿瘤标志物帮助判断体内是否有肿瘤复发。但是肿瘤标志物均具有一定的局限性，并且受到体内外多种因素的干扰，其升高并不一定意味着肿瘤复发。

683　哪些肿瘤标志物可以警示结直肠癌复发？

答：通常采用的肿瘤标志物包括癌胚抗原（CEA）、糖类抗原19-9（CA19-9）、糖类抗原24-2（CA24-2）等。

684　基因检测对监测结直肠癌复发有用吗？

答：随着肿瘤治疗的个体化和精准化的发展，结直肠癌的基因检测已在临床获得应用。由于结直肠癌的发生发展过程中存在多个关键基因的突变，并且基因状态与不良临床病理特征和预后密切相关，因此检测基因状态以及监测血液中的游离DNA对监测结直肠癌复发有一定的预警意义。

685 结直肠癌患者康复后如何避免复发？

答：复发不仅与患者的全身状态、免疫系统功能有关，还和肿瘤的分期有着密切关系，因此需要维持良好的身体状态，保持心情舒畅，健康科学饮食。另外，定期监测、及时处理也尤为关键。

686 结直肠癌患者康复后会患上其他癌症吗？

答：结直肠癌患者中，少数人的基因存在一定易感性，易患结直肠以外的其他肿瘤，甚至是更罕见的多发肿瘤综合征。因此，术后随诊过程中也应注意其他肿瘤的普查。

687 结直肠癌患者康复后如何避免再患其他癌症？

答：科学、规范、全面的随诊监测是早期发现和处理其他癌症的关键。

688 结直肠癌患者康复后还需要吃药吗？

答：结直肠癌患者手术康复后是否需要用药，要根据患者的术后病理分期、相关高危因素以及自身状态来决定。如果患者术后状态良好，肿瘤属于早期，且手术切除后没有高危因素等情况，一般不需要吃任何药物。如果患者术后病理分期较差，需要进行化疗和放疗，医生通常会根据病情给予适合的口服药物。

689 结直肠癌患者康复后可以正常工作吗？

答： 结直肠癌患者康复后完全可以恢复正常工作。在重返工作之前，需要全面评估身体状态、心理状态等。如果胃肠道功能、体力和精神状态都能胜任工作，则可以恢复工作，但在重返工作的初期，需要注意工作节奏，监测身体的异常情况，避免过度劳累等不良因素。

图书在版编目（CIP）数据

结直肠癌防筛诊治护管科普宝典 / 王锡山主编. —
北京：人民卫生出版社，2022.4（2024.3重印）

ISBN 978-7-117-32917-0

Ⅰ.①结… Ⅱ.①王… Ⅲ.①结肠癌—诊疗②直肠癌
—诊疗 Ⅳ.①R735.3

中国版本图书馆CIP数据核字（2022）第037345号

人卫智网	www.ipmph.com	医学教育、学术、考试、健康，
		购书智慧智能综合服务平台
人卫官网	www.pmph.com	人卫官方资讯发布平台

结直肠癌防筛诊治护管科普宝典

Jie-Zhi Chang Ai Fang-shai-zhen-zhi-hu-guan
Kepu Baodian

主　　编：王锡山
出版发行：人民卫生出版社（中继线 010-59780011）
地　　址：北京市朝阳区潘家园南里 19 号
邮　　编：100021
E - mail：pmph @ pmph.com
购书热线：010-59787592　010-59787584　010-65264830
印　　刷：北京盛通印刷股份有限公司
经　　销：新华书店
开　　本：889×1194　1/32　印张：9
字　　数：173 千字
版　　次：2022 年 4 月第 1 版
印　　次：2024 年 3 月第 2 次印刷
标准书号：ISBN 978-7-117-32917-0
定　　价：89.00 元

打击盗版举报电话：010-59787491　E-mail：WQ @ pmph.com
质量问题联系电话：010-59787234　E-mail：zhiliang @ pmph.com

52检